101の科学的根拠と
92%の成功率からわかった

満腹食べても太らない体

富永康太

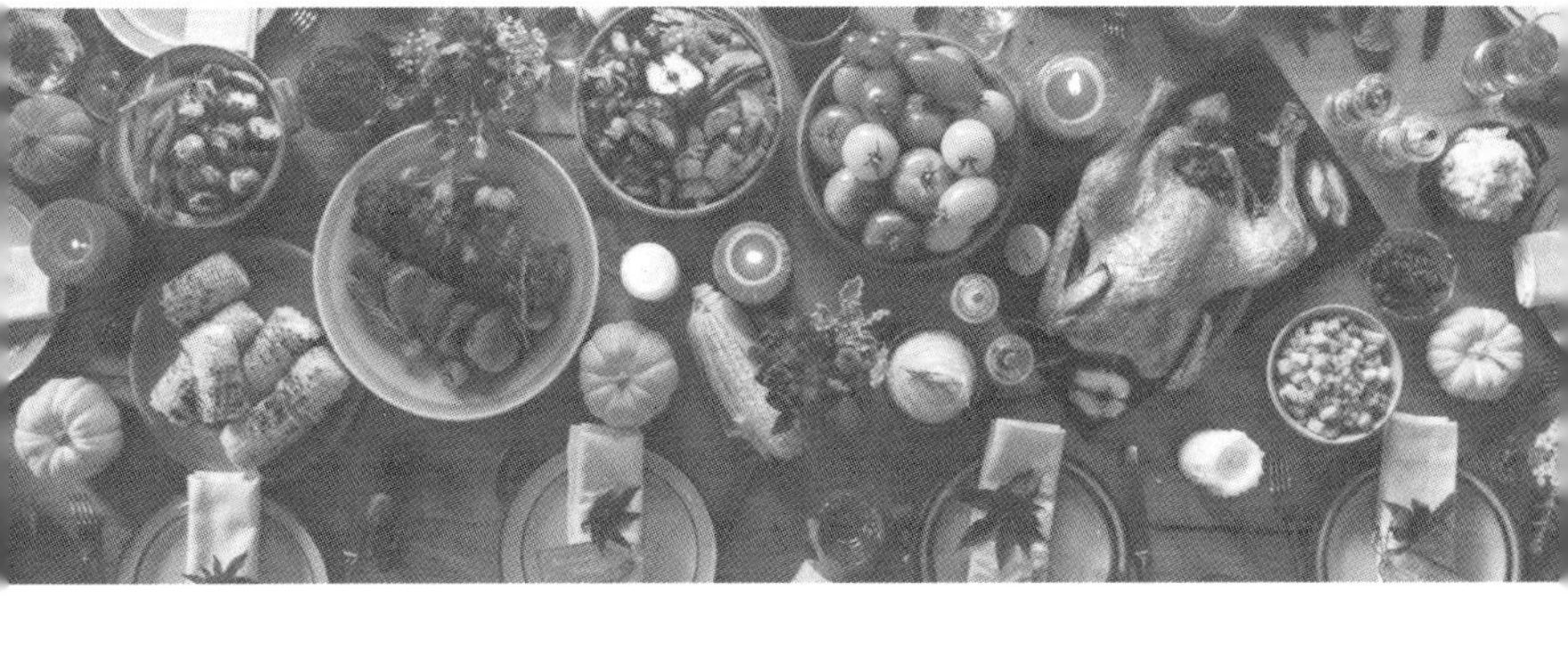

SB Creative

糖質制限、カロリー制限、野菜だけダイエット、ファスティング、一日2食以下、激しい運動……。

どれも「一時的には」やせたけど、結局、リバウンドしてしまったあなたへ。

失敗してしまった理由、それは、肥満の本当の原因は、あなたの忍耐力が足りないからでも、生まれつきの体質によるものでもなく、「脳」にあるからなのです。

「デブ脳」が、本来あるべき「やせ脳」に戻るだけで、ただやせるだけでなく、「ずっとやせた状態でい続けられる」。

それが、本書のメソッド「食欲コントロール法」です。

「食欲コントロール法」はココがスゴイ その 1

何をやっても やせなかった人が 続々成功！

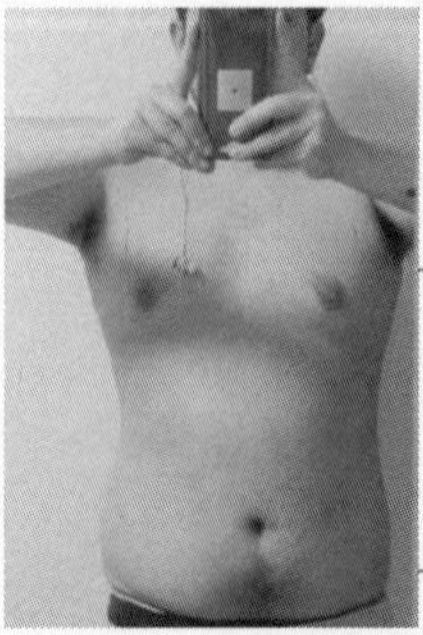

10カ月で
−17kg
5年間リバウンドなし

中井 克
（30代男性）
88kg → 71kg

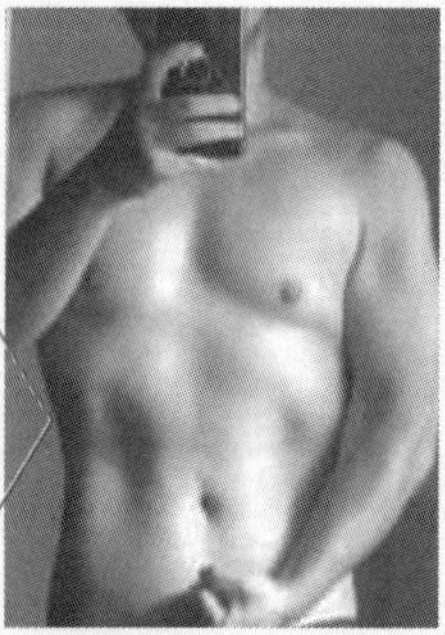

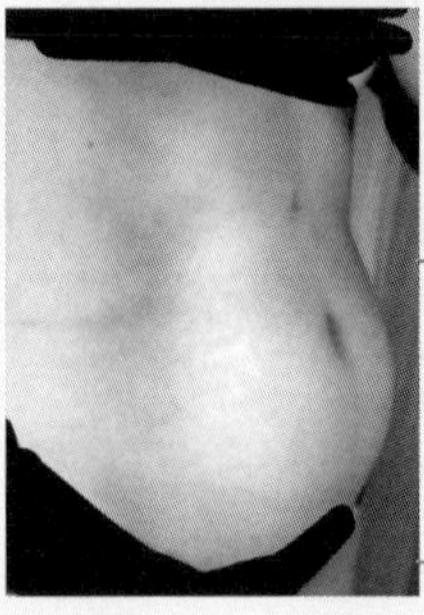

4カ月で
−7kg
4年間リバウンドなし

松浦明美
（40代女性）
60kg → 53kg

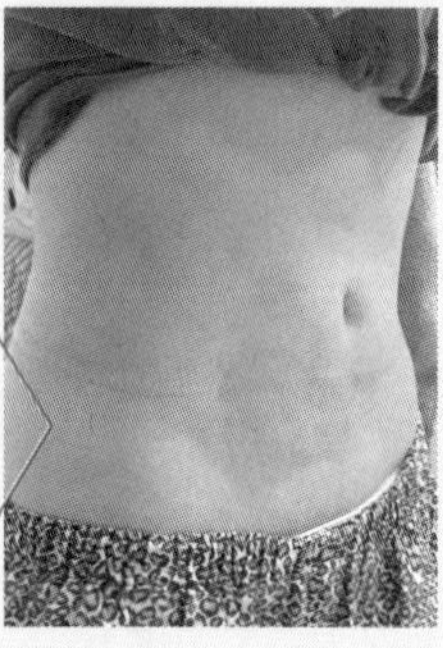

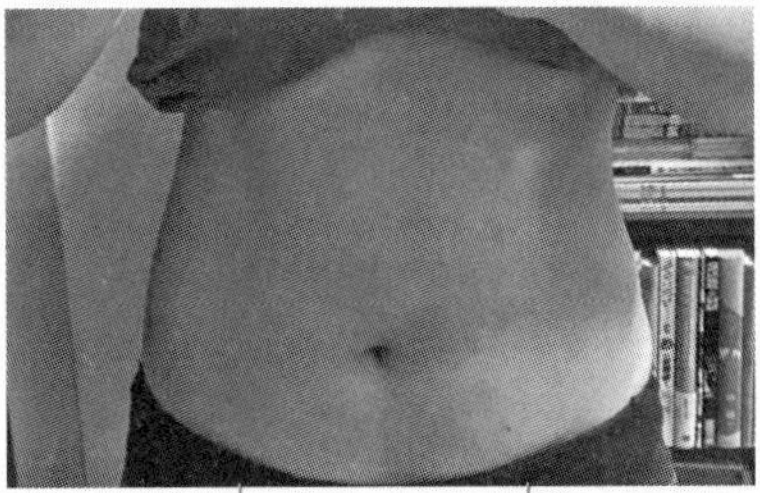

坂本愛子
（30代女性）
53kg → 43kg

7カ月で
−10kg
6年間リバウンドなし

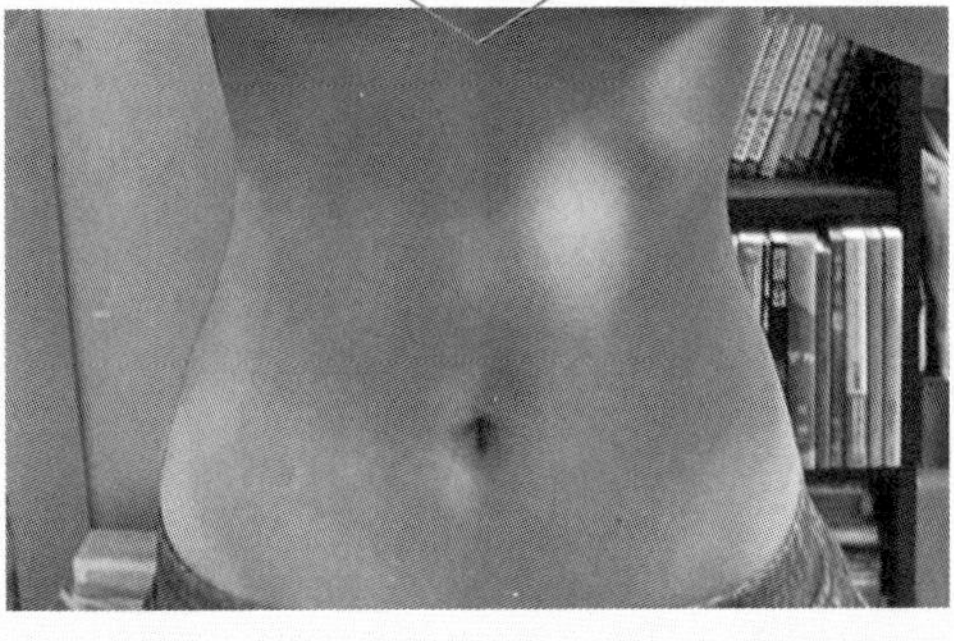

他にも……

・（30代女性）96kg → 59kg　11カ月で **−37kg**

・（50代女性）68kg → 52kg　4カ月で **−16kg**

・（60代男性）82kg → 72kg　6カ月で **−10kg**

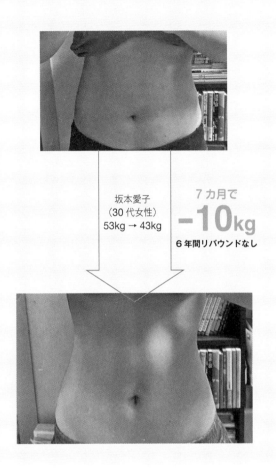

「食欲コントロール法」はココがスゴイ その2

今までのダイエット法で挫折した人でも大丈夫！

一切しません！

ンドします！

激しい運動

ファスティング

糖質制限

野菜だけダイエット

カロリー制限

一日２食以下

地中海食

こんなことは
すぐリバウ

「食欲コントロール法」は、

「食事制限なし」「禁止食品なし」「激しい運動なし」

「食べたいけど我慢する」のではなく、

「勝手に必要以上に食べたくなくなる状態」になる

メソッドです！

「食欲コントロール法」はココがスゴイ その3

ただ、やせるだけではない、一生やせ続けられる！

勝手に食欲が抑えられる

桐谷はるか（40代女性）

コロナが始まり自粛期間に入ってからの半年間で7kgも太ってしまいました。

ストレスでご飯を食べた後にポテチまで食べてしまい、暴飲暴食が抑えられませんでした。

そんなときに食欲コントロール法に出会いました。やったこと？　まず食事制限も激しい運動もしていません。

どちらかというと暴飲暴食に走ってしまう心の原因を探ることでした。それだけで、食欲が自然と抑えられるようになり、6カ月で8kg減。今もやせた状態をキープしています。

二度と太る気がしません

種井 翔（30代男性）

糖質制限で一度は8kgほどやせましたが、すぐに食の乱れを感じ始めて、結局3カ月で元に戻ってしまいました。

糖質制限してやせてはすぐに元に戻ってを繰り返すうちに食欲コントロール法に出会いました。

体のしくみから考えると糖質制限は反対に太る原因になっていることがわかりました。

「食欲コントロール法」で8カ月で10kg減。健康的にやせているのでリバウンドすることもありません。

色々試したけど、初めてやせられました

千葉達典（50代男性）

小さい頃からぽっちゃりが悩みでした。ジムに行ったり、糖質制限、一日1食、などやせたくて何でもやりましたが、何なら太ってしまう始末。もう自暴自棄になっているときに食欲コントロール法に出会いました。

食欲コントロール法は体の部位や機能を別々に考えるのではなく、体を全体の機能として捉えるので、理にかなっています。

今では人生で初めてやせて、同窓会でも元同級生が気づいてくれないほどです（笑）。

食事制限なしで健康的にやせました

立川かつら（30代女性）

どうしてもやせたくて野菜ばかりの食事をして7kg落としたのですが、ストレスで過食が始まり、10kgのリバウンド。健康診断でコレステロール値を注意されてしまいました。

ネットでダイエット情報を読み漁っては落ち込むのを繰り返しているときに食欲コントロール法に出会いました。

いまは再度7カ月で11kgやせましたが、今回は無理をせずストレスなくやせているのでリバウンドをする気配がありません。

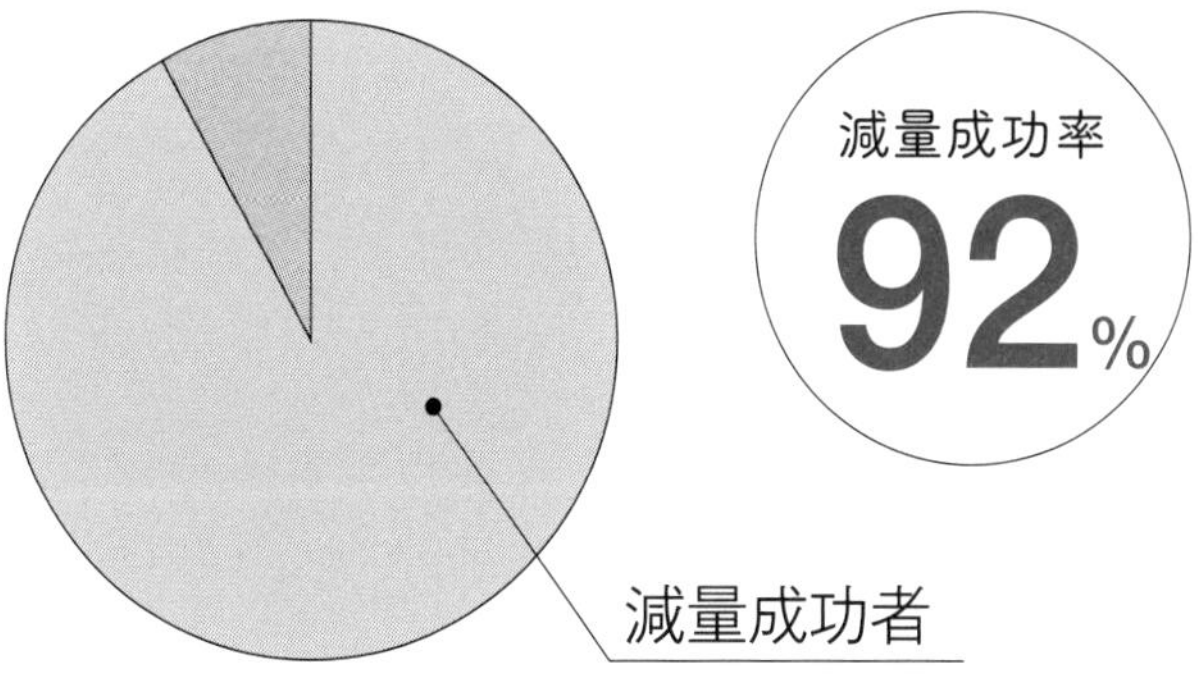

はじめに

「仕事や人間関係のストレスで、社会人になって10kg以上も太ってしまった……」
「昔に比べてやせにくくなってきた。あの頃のスタイルに戻りたい……」
「医者にやせなさいと言われた。このままだと、病気になってしまうかも……」

皆さんもこれまでたくさんのダイエット法を試してきたと思います。

糖質制限、カロリー制限、野菜だけダイエット、ファスティング（断食）、一日2食以下、激しい運動……。

どれもたくさん我慢をして、たくさんつらい思いをしたと思います。

でも、成功しましたか？

この本を手に取ったような方々であれば、一時的には体重を落とすことができたかもしれません。

それでもあなたのダイエットが成功しなかった理由。**それは、「一時的には体重を落とすことができたけど、結局、元に戻ってしまった」からではないでしょうか。**

糖質制限は、最初の数カ月で一気にやせるのでとても嬉しい気分になりますよね。でも、8kgくらいは落ちてもそれ以上は落ちないので、結局、我慢が続かず、その反動から暴飲暴食に走ってしまいます。

カロリー制限もファスティングも運動も同じです。最初は体重が落ちるのですが、**問題は続かない**ことです。

そうして、あらゆるダイエット法を試してみて、諦めてしまったあなた。

心配しないでください。

そんな方々のために、ただやせるだけでなく、「やせた状態をずっと維持し続ける方法」が本書のメソッドです。

人体のメカニズムに沿った正しい減量法とは?

「一時的にはやせたけど、すぐにリバウンドしてしまう」

この問題を解決するために本書で提案しているのが「食欲コントロール法」という減量法です。

何を隠そう、私もかつては皆さんと同じでした。

社会人になってから太ってしまい、かつての自分に戻りたいといろいろなダイエット法を調べては試してきました。

体に負荷をかける糖質制限や食事制限などをしては、結局、続かずにリバウンドの繰り返し……。

そんな私もこの「食欲コントロール法」の元となる原理を知ってから、**無理なく「やせ続けられる」ようになったのです。**

この減量法、「食事制限」と混同されがちなのですが、全くの別ものです。

食事制限は「食べたいけど我慢する」こと。その一方で「食欲コントロール法」とは、**「自然と必要以上に食べたくなくなる状態」を作る**ことです。

「でもそれって生まれ持った体質の問題であって、後天的に作れるものではないのでは？」

そう思った方も多いかもしれません。

もちろん一部体質的に太りにくい人もいますが、理化学研究所の研究によると、体重に遺伝子が影響している割合は30％と結論づけられています。[*1、2、3]

つまり、肥満の原因の70％は後天的な生活習慣によるものということです。

「食欲コントロール法」はこの太るか太らないかを決める70％の生活習慣にアプローチす

ることで、「自然と必要以上に食べたくなくなる状態」を作ります。

本書巻末の参考文献にもあるように、100を超えるエビデンスから開発し、その効果は本書の冒頭でもご紹介した通りです。

「健康的にやせるから、太りづらい体になりました」

「自然と腹八分目で満足できるようになるから、体重は落ちているのに我慢している感覚が全くありません」

「もっと早く先生の話を聞きたかった」

減量指導をしている生徒さんから、あまりにこのような声をたくさんいただくようになったため、一冊の本にまとめることとなったのです。

肥満の本当の原因は「ホメオスタシス」にある

では、なぜこれまでのダイエット法では失敗し、「食欲コントロール法」ではそれが解決できるのでしょうか。

皆さん、従来のダイエット法では、やせるためにどんなアプローチを取りますか。

多くは、

・食べる量を減らす（摂取量を減らす）

・運動をする（消費量を増やす）

のどちらかのアプローチを取るはずです。

しかし、これが実は人体のメカニズムから考えて間違ったアプローチなのです。

人が食べ過ぎてしまったり、代謝が悪くなって太りやすくなる本当の原因は「脳」にあります。

この根本の原因である「脳」にアプローチせず、表面的に摂取量を減らす、あるいは消費量を増やすアプローチはいわば対症療法にすぎません。

太りやすくなってしまっている体質自体は変わっていませんので、仮に一時的にやせたとしても、すぐに元に戻ってしまうのです。

一方で、「食欲コントロール法」は肥満の根本治療をするために、脳の「ホメオスタシス」という機能にアプローチします。

人には本来、食欲、そして体重が上がり過ぎないように自動で調整してくれる機能が備わっています。それが「ホメオスタシス」です。[*4]

もともとは血圧や血糖値が上がり過ぎないよう自動調整する機能のことをいう言葉ですが、食欲（体重）についても自動調整してくれることがわかっています。

つまり、人が太ってしまう根本的原因は、この食欲（体重）を自動で正常値に戻してくれる「ホメオスタシス」が機能不全を起こしていることにあるのです。

では、「ホメオスタシス」を正常に機能させるにはどうすればいいのか。

詳しくは序章に譲りますが、その正常な働きをつかさどっているのは、「自律神経」と「ホルモン」です。そして、「自律神経」と「ホルモン」を正常に機能させるためには「栄養」「心理」「習慣」の3つの観点からアプローチをすることがとても大事なのです。

従来のダイエット法が、結局失敗してしまう原因はここにあります。

これらのダイエット法は、体に無理を強いることで、栄養バランスの乱れや、制限・禁止によるストレスを生みます。それが「自律神経」と「ホルモン」の機能不全を起こし、「ホメオスタシス」が崩れてしまうため、余計に暴飲暴食へと人を駆り立ててしまうのです。

従来のダイエット法と「食欲コントロール法」

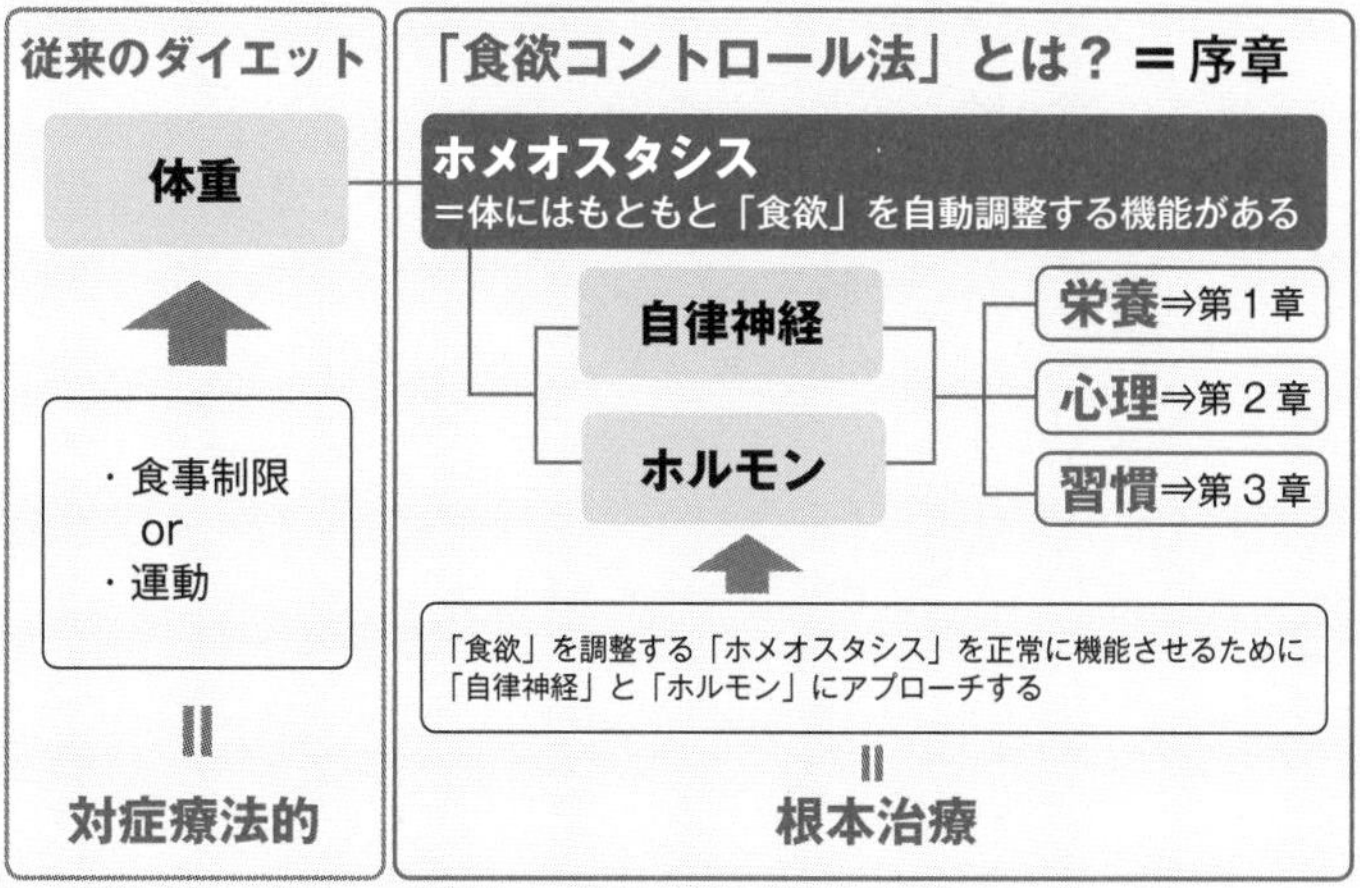

「食事制限なし」「禁止食品なし」「激しい運動なし」の減量法

一方、「食欲コントロール法」は「食事制限なし」「禁止食品なし」「激しい運動なし」の減量法です。

「出た、よくあるダイエットのうたい文句だ」

そう思われたかもしれませんが、これは「食欲コントロール法」を広めるために、後付けをしたうたい文句などではありません。

先ほどご説明したように、そもそもの人体のメカニズムから考えると、「食事制限はしてはいけない」ですし、「禁止食品は作ってはいけない」ですし、「激しい運動はしてはいけない」のです。なぜならそれらは「ホメオスタシス」に悪影響を及ぼすからです。

「食欲コントロール法」では「ホメオスタシス」を正常に機能させるために、食べる量を変えるのではなく、食べるものの質や食べ方にほんの少しの工夫をするだけです。

正直なところ、「こんな簡単なことで?」と驚かれるものが多いかと思いますが、従来のダイエット法にはない、じわりじわりと効いてくる効用が実感できるはずです。

先に挙げた成功者たちも、もともとやせやすい体質だったわけではありません。「人体のメカニズムに沿った正しい減量法を知った」というただそれだけなのです。

「いま」があなたの人生で一番若い日です。かつてのスタイルの良かった自分に戻りたい人も、健康のために減量したい人も、「いま」始めなければ一生、太りやすい体と付き合い続けることになります。

いますぐ「食欲コントロール法」を始めて、二度と太らない体を手に入れてください。

【目次】

第1章 栄養——栄養バランスさえ満たせば、量を減らさなくても太らない

第2章 心理――食べたいものを食べて心を満たすほうが太らない

第3章 習慣――＋1％の習慣で、二度と太らない体をつくる

補章 脳

脳をだませば、量を減らさなくても太らない

序章

余計な食欲が勝手に消える「食欲コントロール法」とは？

人は本来、太らないようにできている

「本来、体重というものは増えないようになっている」と聞くと、皆さんはどう感じるでしょうか？　おそらく多くの人は、「そんなわけない」「実際、私は頑張っているのに太った」と否定的な意見が出てくるはずです。

しかし「はじめに」でも紹介したように、実際には、人間の体には体重を自動でコントロールする機能が備わっているのです。**そうした体内の状況が正常範囲から逸脱したときに、正常範囲に戻す仕組みを「ホメオスタシス（生体恒常性）」といいます。**

血糖値で考えるとわかりやすいでしょう。コーラを飲むとコーラに入っている糖分が体内に吸収されるので血糖値は一時的に上昇します。空腹時の血糖値は約80㎎／dlですが、500㎖のコーラには約50ｇの糖分が入っています。*5

通常、健常人の血糖値は糖質1ｇにつき1㎎／dl上昇するので、コーラを1本飲むと血糖値は１３０mg／dlまで上がります。*6 ただ、血糖値が高い状態は血管への負担となるため、長い間１３０mg／dlのままだと体にとってよくありません。そこで、すぐに体内では血糖値を下げる反応が起こり、スムーズに空腹時の80mg／dlに戻るのです。*7

他にも、血圧や心拍数もイメージしやすいのではないかと思います。

人前でプレゼンをするとき、緊張によって心拍数や血圧は上がります。ただ心拍数や血圧も高い状態は血管の負担になるため、プレゼンが終わって時間が経《た》つとすぐに元に戻ります。高血圧が脳卒中のリスクというのは、日本高血圧学会や日本脳卒中学会でも共通の認識となっています。*8 **こうした体にとって危険な状態を避けるために起こる反応がホメオスタシスです。**

ホメオスタシスは、エアコンの温度設定をイメージしてもらえるとわかりやすいと思います。例えば、エアコンで室温を24℃に設定したとします。そうすると、室温が28℃など高くなると、自動でエアコンからは冷たい風が出て24℃に戻るように調整されます。逆も同じであり、室温が20℃など低くなると、エアコンからの冷たい空気は止まります。

エアコンの設定温度が、ホメオスタシスでいう安静時の血糖値や血圧、心拍数です。血糖値でいえば80〜１００mg／dl、血圧でいえば最高血圧は１２０ｍｍＨｇ前後、心拍数でいうと60～100拍／分が体にとって最適になります。エアコンが最適な温度（先ほどの例でいえば24℃）に設定されているように、体の中の血糖値や血圧、心拍数なども最適な値で設定されているのです。

そして食事や運動によって最適な値から外れると、体の中で異常事態と判断され最適な値へと戻されるのです。

実は、こうしたホメオスタシス機能は体重にも発揮されているという理論があります。それが**セットポイント理論**です。

セットポイント理論とは、簡単にいうと「人間の体重は一定の値（セットポイント）に保つように自動で調整されている」という理論になります。つまり、体重にもホメオスタシス機能が働いているということです。もっと簡単にいうと、**その人にはその人の最適な体重（セットポイント）があって、その体重から逸脱しそうになったら体が勝手に調整して変化しないようにしてくれる**、という機能が備わっている理論になります。

もしあなたのセットポイントが50kgで、食べ過ぎて52kgまで増えたら、ホメオスタシス機能が働いて自然と体重が50kgまで戻るということです。

メカニズムはこうです。体重が増えると食欲が落ちて代謝が上がって体重がこれ以上増えないように、そして元の体重に戻るようにする反応が起こります。食欲が減ることで摂取カロリーが低くなり、代謝が上がることで消費カロリーが高くなってやせるのです。[*4、9]

例えば、知人の結婚式で昼食をたくさん食べ過ぎたとします。食べ過ぎた後の夕食で空腹感が下がって「食べなくていいかな？」となった経験はあるのではないでしょうか？また夜にお酒を飲んで食べ過ぎた翌朝に、空腹感が下がってしまうのも同じです。このように食べ過ぎたときは、代謝の変化を感じることは難しいですが、実際に体の中では代謝が上がって消費カロリーも高くなっています。

英国の栄養学の科学誌「British Journal of Nutrition」に掲載されている研究では、健常な成人男性に脂肪を過剰摂取させたところ、一日のエネルギー消費量が5・6〜6・4％増加したと報告されています。[*10]

このように体重に関しても、食欲と代謝が自動で調整されることで正常値から逸脱しないようなホメオスタシス機能が備わっているというのがセットポイント理論になります。

従来のダイエット法ではリバウンドするのは当然

ここまで述べたように、体重に関してもホメオスタシス機能が働いているため、普通に生活していれば体重はその人の適正な値に落ち着くことになります。言ってしまえば「人の体はそもそも努力しなくても太らないようにできている」ということです。太るのはやせる努力をしなかったからではないのです。

ダイエットをしている人は、みんな口をそろえて「頑張らないと太ってしまう」と言います。太ってしまった人も、「やせる努力をしなかったから太った」という人がほとんどです。しかしセットポイント理論に従えば、こうした発言は間違っているといえます。

セットポイント理論でいうと、頑張らなくても体重が増え始めれば食欲が落ちて代謝が上がり、体重は適正な値に引き戻されます。逆をいえば、やせ過ぎても同じ現象が起き、食欲が増して代謝が下がって適正な体重に戻るような反応が起こるのです。

ミネソタ大学で行われた有名な「半飢餓実験」があります。この実験は、健康な成人男性に対して、最初の12週間は通常食（３２００kcal／日）を与え、その後の24週間（半年）は約半分の１５６０kcal／日に減らして半飢餓状態で過ごさせて、長期的な飢饉《ききん》に似た半飢餓状態の身体的および心理的影響を調べたものです。

実験の結果、体重は約25％減少したものの、飢餓期間と飢餓期間終了後は食べ物への欲求が強くなり、各被験者の基礎代謝の低下、体温の低下、呼吸および心拍数の低下といった代謝が下がるという反応が起こりました。また飢餓期間終了後、多くの人が過食と精神疾患になってしまったのです。[*11、12]

この実験結果は長期間かつ目的があって行われたものですが、**従来のダイエットはこの半飢餓実験と同じことをやっているといえます。**

例えば、エステに通ってダイエットをすると、一日の摂取カロリーを１２００kcal以内に抑えるといったダイエット指導をされます。日本人の女性なのでミネソタ大学の研究の人と比べて必要なカロリー量は少ないのですが、それでも半飢餓状態を強制しているのと同じです。当然、結果も同じで一時的にはやせてもリバウンドするのです。

ほとんどの人がダイエットで失敗する理由はここにあります。**食欲や代謝をコントロールしているホメオスタシスは、特に「急な」「大きな」変化を嫌います。**近年はパーソナルトレーニングジムの流行で、1カ月や2カ月という短期間で大きくやせるのがダイエットという風潮があります。ただ、こうした短期間で行う大きな減量はホメオスタシスを必要以上に刺激してしまい、正常体重以上までのリバウンドを引き起こしてしまうのです。

これは経験上の数値になりますが、リバウンドせずに1カ月で落とせる体重は1〜3%で、5%以上落ちるのは無理し過ぎでリバウンドする可能性が一気に高くなります。

実際、多くの研究でも食事制限や運動による減量は長期的には失敗してしまう（リバウンドする）と言及されています。*13 芸能人でもライザップで大きく減量したのはよいものの、数カ月後にリバウンドした人を見た経験があるのではないでしょうか？

話はズレましたが、人間の体には自然と適正体重に維持する仕組みが備わっているため、わざわざ太らないための努力をしなくても太らないのが本来の姿ということです。

それでもあなたが太るのは「ホメオスタシス」機能が崩れているから

人間の体には、正常値以上に体重が増えたときには正常値に戻るようにやせ、正常値以下にまで体重が減ったときには正常値に戻るように食欲がコントロールされています。言ってしまえば、人の体は努力しなくても太らないようになっているんです。

ダイエットというと、「頑張らないとやせられない」「努力しないと太ってしまう」という風潮がありますし、実際にダイエットしている人の大半もそう考えています。しかし、体のメカニズムを考えると、人間の体は簡単に太ることもやせることもできないようになっているんです。

「私はそんなことない！　簡単に太れる」

と思ったかもしれませんが、**それはホメオスタシス機能が壊れてしまっているからです。**正常範囲から逸脱したときに、正常範囲に戻そうとする力が弱ってしまっているから、体重が増えてしまうだけです。

例えば、次のような現象は体重調整のホメオスタシスが働いていないために起こる現象になります。

・お腹《なか》がいっぱいなのにアイスを食べてしまった
・毎朝、甘いものが食べたくて仕方ない
・お腹がパンパンになるまで食べないと満足できない
・食べても食べても、いつも何かを食べたいと考えている
・ラーメンにはチャーハンと餃子がないと満足できない

こうした状況であれば、体重調整に関わるホメオスタシスが機能していないため、太りやすくなってしまいます。

逆に体重調整のホメオスタシスが働いている人の状態は次のようになります。

・お腹が満たされたらアイスは食べなくていい
・いつもではなく、たまに甘いものが食べたくなることがある
・食後に動けなくなるほど食べ過ぎない
・3回の食事をすれば、食事と食事の間で常に何かを食べたいとならない
・ラーメンは単品で満足できる

こうした状態だと、後はお腹具合に合わせて食べているだけで太ることはありません。パンやケーキ、揚げ物などを我慢しなくても、定期的に断食しなくても、カロリーを計算して我慢しなくても、体の声に従って食べていれば太らないのです。

このように人間の体は、本来の状態であれば、努力しなくても太らないようになっているということを理解しておいてください。

昔の日本人が努力せずにやせていた理由

実は、昔の日本人は特別な努力をすることもなく、やせている人が多かったのです。「国民健康・栄養調査」によると、男性（20歳以上）におけるＢＭＩが25（kg／㎡）以上の肥満の割合は、１９７６年には約15％だったものの、２０１９年には約2倍（33％）に増えています。

１９７６年というと、今ほどダイエットが一般的でもなく、カロリー計算によるダイエットや糖質制限などをやっていた人はほぼいなかったはずです。それなのに、ダイエット情報があふれていて、多くの人がダイエットをしている近年よりも圧倒的に肥満率が低いという事実があります。*14

これは、昔の日本人はホメオスタシスが機能していたから、カロリー制限や糖質制限などをしなくても、自然と細い体型を維持していたと考えられます。

生まれつきの遺伝による肥満はたった30%

周りにダイエットしていないのに細い人っていますよね？　そうした人はみんな太らない体質だと思い込んでいませんか？　もちろん体質的に太りにくい人もいますが、遺伝だけでなく環境要因が関わっていると言われています。

「はじめに」でも紹介したように、理化学研究所の研究によると、日本人の体重に遺伝子が影響している割合は30％と結論づけられています[*2、15]。

他にも、妊娠時の食事や母乳時の母親の栄養状態で肥満になりやすさが変わるという「DOHaD仮説」があります。DOHaD仮説は、胎盤や母乳を介して母親の栄養状態が胎児や乳児につながり、それが肥満ややせ体質に影響するという仮説です。具体的には、妊娠中に炭水化物を制限する食事をすると、9歳のときの肥満率が高くなるなどです。

また当然ながら、幼少期の食生活や生活リズムは体重に影響します。毎日カップラーメンや菓子パンを食べて育った子どもと、バランスがよい食事で育った子どもだと、前者の方が太りやすくなるというのは想像できるはずです。他にも、睡眠時間を10時間取れるような環境だった子どもと、睡眠時間が6時間しか取れないような家庭だった子どもでは、後者の方が確実に太りやすくなります。

このように、生まれながらに太りやすいという人は、日本人全体では30％程度であり、それ以外は環境の要因が大きく影響しています。そしてその環境要因が、体重調整のホメオスタシスを崩して肥満を作っているということです。

逆にいえば、70％以上の人は、環境的な要因を整えて体重のホメオスタシス機能さえ正常に働いていれば太らないということです。

寝ない子は太る

昭和大学で行われた研究によると、子どもの肥満度には「食べるスピード」「咀嚼《そしゃく》回数」「睡眠時間」の3つが大きく影響していることが明らかになっています。この研究は、小学校4年生と中学校1年生を対象に調査した研究であり、肥満度が高い子どもとそうでない子の違いを明らかにしたものです。*16

この研究によると、小学4年生で「食べるスピードが速い」と答えた割合は、肥満群で33・5％、非肥満群で16・3％と優位な差が認められました。また、「よく噛《か》んで食べる」と回答した割合は、肥満群が54・0％、非肥満群が76・5％、「睡眠時間9時間未満」という回答は、肥満群で34・9％、非肥満群が28・0％という結果が出ています。

つまり、子どもの時点で太るか太らないかには、「食べるスピード」「咀嚼回数」「睡眠時間」という3つの要因が影響していることがわかったのです。早く寝てゆっくり噛んで食べる子は太りにくいということが証明された研究になります。

ちなみに中学校1年生の調査結果では、睡眠時間に差はなかったものの、「食べるスピードが速い」と答えた割合は、肥満群で36・8%、非肥満群で18・2%、「よく噛んで食べる」と答えた割合は、肥満群で51・0%、非肥満群で72・3%でした。

先ほど、日本人において遺伝的な要因での肥満は30%と紹介しましたが、残りの70%の肥満には、こうした食習慣や睡眠習慣が関係していると考えられます。

寝る子は育つという言葉はよく知られていますが、同じように「寝ない子は太る」という言葉も肥満の常識として今後知られていく可能性が高いということです。

「食欲コントロール法」はセットポイント理論に基づく減量法

イメージできますでしょうか？　人間には本来、生まれながらにして太らない仕組みが備わっています。ただその体重調整機能が破綻すると、食欲が乱れて食べ過ぎてしまい、太ってしまうのです[*4、9]。

そして、私が提唱する「食欲コントロール法」は、こうしたホメオスタシスの働きで説明されるセットポイント理論の考えが基本になっています。もちろん、セットポイントにはまだまだ議論される点があるのも知っています。

ただ人間は本来、太らないようになっているという点は、私の指導経験上も妥当性が高いと感じています。

私なんかは典型的ですが、食事制限やカロリー計算、やせるための運動など一切せずに、好きなように生活しても太りません。私の妻も同じです。結婚して7年間、体重計すら家に置いておらず、普通に生活して標準より少しやせた体型を維持しています。周りにダイエットをしていないのに細い体型をキープしている人はいないでしょうか？　そうした人たちは体質などではなく、ただホメオスタシスがちゃんと働いてくれているだけということになります。

つまり、太ってしまったり、やせられなかったりする人の多くは、ホメオスタシスの働きが悪くなっているということです。その結果、体重が増えているのに食欲が抑えられず食べ過ぎたり、代謝が上がらなかったりしてどんどん太ってしまうのです。

「食欲コントロール法」は、ホメオスタシスの働きを取り戻してやせる減量法になります。つまり、新しい機能を獲得するのではなく、人間が本来もつ「太らないように調整される機能（ホメオスタシス）」を再び使えるようにするということです。

セットポイント理論

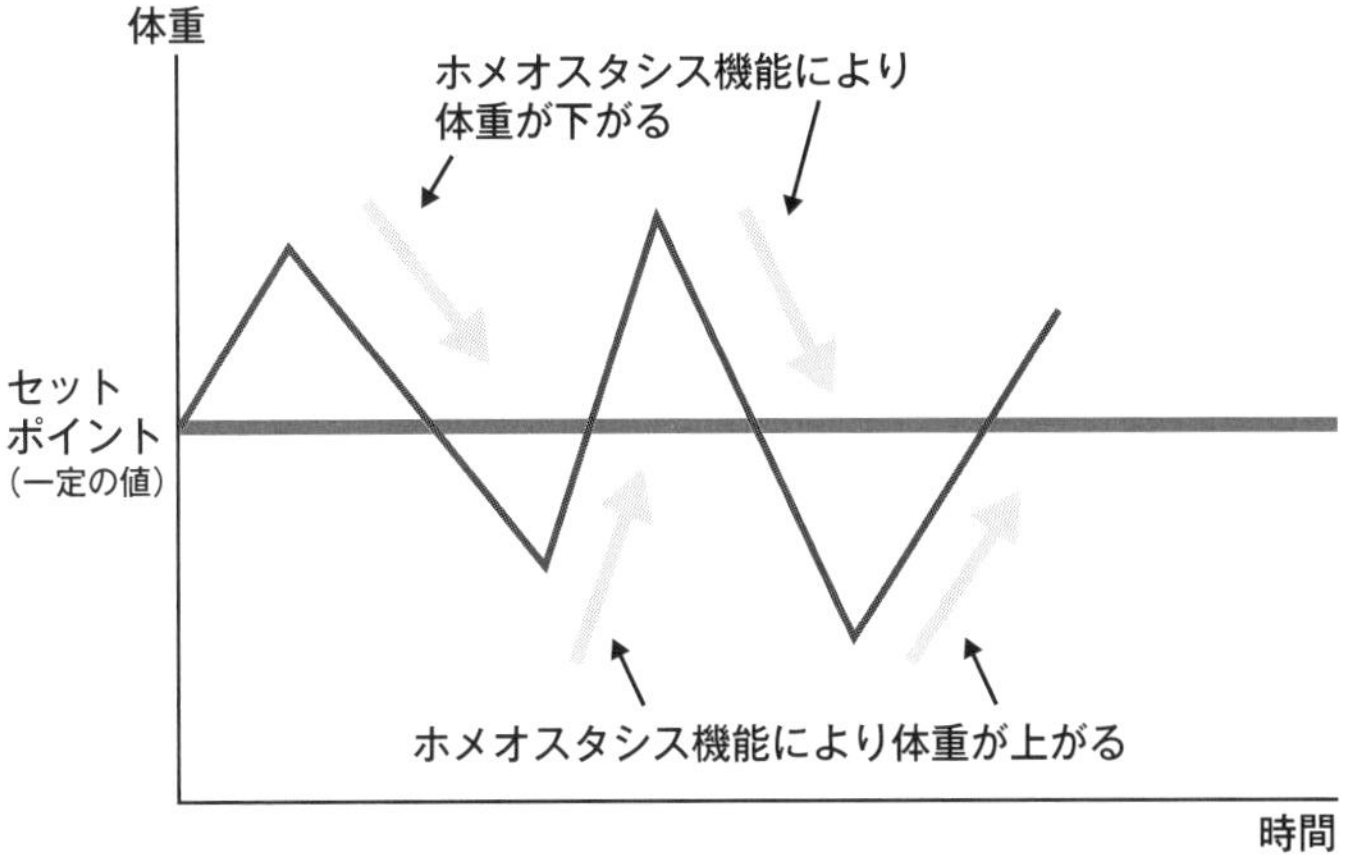

セットポイント理論…人間の体重は一定の値（セットポイント）に保つように自動で調整されているという理論
ホメオスタシス機能…食欲（体重）が上がり過ぎない／下がり過ぎないように自動で調整してくれる機能

ホメオスタシスをつかさどるのは「自律神経」と「ホルモン」

では、ホメオスタシスを正常に働かせて、努力しなくても太らないような体を作る、つまり食欲コントロールを身に付けるためにはどうすればいいのでしょうか？　その鍵が「自律神経」「ホルモン」の２つにあります（Ｐ17図参照）。

自律神経とは、内臓や血管など、意識的に動かすことができない組織の活動をコントロールしている神経です。手足を動かす神経は「体性神経」といいますが、体性神経とは違って自分の意志でコントロールできないのが自律神経になります。例えば、血圧は意図的に下げることは難しいのはわかりますよね？　これは血圧の調整に体性神経ではなく自律神経が関与しているからです。

一方でホルモンとは、血液を介して細胞に届けられて、細胞に何らかの働きをする物質になります。

血糖値を下げる「インスリン」というホルモンを聞いたことはありますか？　インスリンは筋肉や脂肪に作用して、血液中の糖分を筋肉や脂肪に取り込ませる働きをもっています。ホルモンも自律神経と同じで、無意識下でコントロールされています。

自律神経とホルモンは、神経とホルモンという別の手段を使っていますが、**役割は「体内外の変化を感知する」「情報を届けて最適な状態に体を変化させる」という2つになります。**

冬になって気温が低くなると、体は体内の温度が下がらないように熱を作ります。気温が低いという情報を感知し、熱産生を促すのは自律神経です。他にも、長時間断食すると胃の中に食べ物がなくなります。そうすると、脳に対して「長い時間食べ物を食べてないから食べて」と伝えて食欲を強めるのが「グレリン」というホルモンです。

このように体内の状態が基準値から外れたとき、正常範囲に戻すホメオスタシス反応は、自律神経とホルモンの2つによってコントロールされているのです。

自律神経とホルモンを整えれば、「食欲」は思い通りにできる

ここまで述べたように、体重には正常範囲から逸脱すると正常範囲に戻そうとするホメオスタシス機能が働いています。そしてホメオスタシス機能は、自律神経とホルモンで調整されており、自律神経とホルモンは無意識下で体内の逸脱を正常に戻します。そのため、このホメオスタシス機能が正常に働くようにすれば、意識することなく太らないようにすることができるのです。

また、もう少し体重とホメオスタシス機能の関係性を深く考えていきます。体重を直接的にコントロールしているのは、摂取カロリーと消費カロリーです。摂取カロリー＞消費カロリーになると体内で余ったカロリーが脂肪となって蓄積されるため太ります。逆に、摂取カロリー＜消費カロリーになると、不足した分のカロリーを体の脂肪を分解することで補うためやせます。一般的なダイエットは食事制限や運動によって、この消費カロリー

と摂取カロリーの部分を変化させてやせさせようとするのです。

ただ、食事制限や運動で摂取カロリーと消費カロリーを変えてやせようとするのは現実的ではありません。なぜなら、摂取カロリーと消費カロリーは意識的にコントロールできない自律神経とホルモンによってコントロールされているためです。

例えば、食欲を抑える「レプチン」というホルモンが体内で増えれば、食欲は下がって摂取カロリーは減ります。また、自律神経の中でも体を興奮させる「交感神経」という神経が働くと、胃腸の活動が抑えられるため食欲は下がって摂取カロリーは少なくなります。

このように、食欲は自律神経とホルモンによってコントロールされているのです。

一般的に摂取カロリーや消費カロリーは、頑張って調整するものだと考えられています。特に、これまでやせよう、太らないようにしようと食事制限を頑張っていた人は多いはずです。ただ、ここまでの話でそうでないことは理解できたはずです。

食欲は自律神経とホルモンによってコントロールされており、自律神経とホルモンは我慢するなど意志の力でどうにかなるものではありません。

逆にいえば、自律神経とホルモンを整えれば、苦労することなく食欲はコントロールできるのです。こうした自律神経とホルモンを整えて、頑張ることなく食欲をコントロールするのが「食欲コントロール法」になります。

「頑張らなくても食欲が抑えられるなんて信じられない」と思ったかもしれません。私のSNSを見たり、指導を受けたりする人も最初は同じ反応をされます。ただ、多くの人は時間が経つにつれて「本当に頑張らずに食べる量が減ってきて体重も落ちた」と変化を実感されます。

食欲で悩んでいるなら、だまされたと思って自律神経とホルモンを整える「食欲コントロール法」に取り組んでみてください。

自律神経とホルモンを整える3つのアプローチ

それでは、実際に自律神経とホルモンを整えるためには何をすればいいのでしょうか？もう一度、食欲と代謝、自律神経とホルモンの関係を整理します。

体重は摂取カロリー（食欲）と消費カロリー（代謝）の結果です。そして食欲と代謝は自律神経とホルモンによってコントロールされています。だから自律神経とホルモンを整えましょうという話なのですが、自律神経とホルモンを整えるってどうやるの？　となりますよね。

ネットで検索すると「〇〇を食べれば自律神経が整う」「××をすればホルモンバランスが整う」などの情報がありますが、全て自律神経とホルモンを一面的にしか捉えていない情報だと考えてください。何かをやるだけで自律神経とホルモンが整っていれば、誰も苦労はしません。

自律神経とホルモンを整えるには、まず「なぜ自律神経とホルモンが崩れるのか？」を考えることが大切です。本来、自律神経とホルモンは正常に働いて食欲をコントロールしてくれています。その正常な働きを妨げてしまった原因を見つける必要があります。

自律神経とホルモンは、基本的には生活習慣によって乱れます。遺伝や病気などでバランスが崩れることもありますが、それ以外は日常的な生活が原因です。何かしら生活習慣によくない変化が起こった結果、自律神経とホルモンのバランスが乱れるのです。

なので、自律神経とホルモンを整えて食欲コントロールをするためには、あなたのどの生活習慣が自律神経とホルモンを乱す原因になっているのかを考えて解消しなければいけません。

そして、自律神経とホルモンに影響する生活習慣は主に**「栄養」「心理」「習慣」**の3つになります。

(1) 栄養——栄養バランスさえ満たせば、量を減らさなくても太らない

自律神経とホルモンを整えるためには、栄養が重要です。栄養バランスがよい食事をしていれば、自律神経とホルモンのバランスが整い、食欲が安定して自然と食べる量が少な

くなります。逆にいえば、栄養バランスが悪いと、自律神経とホルモンのバランスが崩れて、いくら頑張って食事量を抑えようとしても食べ過ぎてしまうのです。

その中で、**糖質制限は自律神経のバランスを崩す典型的な栄養バランスが悪い食事法になります。**糖質制限とは、ご飯やパンなどの主食をはじめ、炭水化物を制限する食事法です。好きなだけ食べてもやせられると人気がありますが、食欲コントロールという点から考えると間違った食事法だといえます。

糖質制限をしてご飯を食べないと、食べ物から糖分を摂れないので体内で血糖を作り出さなければいけません。血糖値が下がってしまう（低血糖になる）と、体はエネルギー不足で動けなくなってしまうからです。

体には、糖分を作り出す「糖新生」という仕組みが備わっています。糖新生とは、タンパク質や脂肪を原料に、肝臓で糖分が作られる仕組みです。体内で主なエネルギー源である糖分が不足したときに糖不足を解消するために起こるのが糖新生です。

例えば、太らないようにご飯を全く食べない生活をしていたとします。そうすると、体を動かすための糖分（エネルギー源）が足りない（血糖値が下がってしまう）ので、糖新生が起こって血糖値を維持する反応が起こるわけです。

糖質制限をすると、血糖値を維持するために糖新生が必要以上に起こります。実は糖新生には自律神経が関与しており、糖質制限をして常に糖新生が起こっている状態だと、自律神経が乱れてしまうのです。

糖新生は、食べ物が手に入らない状態のときに起こる反応になります。食べ物が手に入らないとき、食べ物を何とか探そうと体は奮起して血糖値を上げようとします。このとき、自律神経の中の「交感神経」が緊張します。交感神経は、体を興奮させる神経であり、糖新生を促して血糖値を上げる作用があります。

すごくお腹が空《す》いているとき、眠れないのは想像できるのではないでしょうか？ あれは食べ物から入ってこない糖分を糖新生で補って血糖値を上げようとして、交感神経が緊張することが関係しています。

このように、糖質制限をして糖新生が過剰に行われると、交感神経の働きが強くなって自律神経のバランスが崩れてしまうことになるのです。

他にも、女性であれば「鉄分」不足はホルモンバランスを崩す原因になります。食欲や気分に関わるホルモンとして「セロトニン」があります。セロトニンは、脳や腸で作られるホルモンであり、気分や食欲を安定させる働きをもつホルモンです。よく知られる病気では、うつ病にはセロトニン不足が関係していると考えられています。セロトニンが少なくなることで、気分が落ちてうつ状態になるのです。なので、うつ病の治療にはセロトニンを増やす働きをもつ薬が使われます。

セロトニンが不足すると、気分が落ちて食欲が強くなって食べ過ぎてしまいやすくなるのですが、セロトニンが作られるために鉄が必要なのです。セロトニンは、「トリプトファン」と呼ばれるタンパク質を原料に作られます。このトリプトファンからセロトニンが作られる過程で、鉄が必須になってくるのです。

女性は月経があるため、体内で鉄が不足しやすい傾向にあります。食事やサプリメントで鉄を意識して摂らないと、鉄不足になってしまう可能性が高いのです。鉄不足になると、セロトニンが上手《うま》く作られずにホルモンバランスが崩れてしまいます。

例えば、生理前に食欲が増したり、イライラがひどくなったりする月経前症候群（PMS）があります。PMSには鉄不足が関係しており、経験上、鉄分を補うことで生理前の食欲が落ち着く人は多いです。中でも、サプリではなくレバーで補うと、生理前の体調が改善しやすくなると感じています。

他にも、次に挙げる栄養素は自律神経とホルモンに影響して、食欲に大きく影響を与えています。

・タンパク質
・ビタミンB
・マグネシウム

もちろん、他の栄養素も自律神経やホルモンに影響しています。しかし、今挙げた糖質、鉄、タンパク質、ビタミンB、マグネシウムは不足して自律神経とホルモンのバランスに影響していることが多い栄養素なので注意してください。

このように、栄養素は自律神経とホルモンのバランスに大きく影響しているのです。

・生理前の食欲増進にはレバーが効果的

女性には、生理前に食欲が増して食べ過ぎてしまう人が多いです。いわゆるＰＭＳの症状の一つとして、食欲増進があります。経験上、この生理前の食欲増進に鉄不足が関与している可能性が高いと感じています。

実際に生理前の食欲が強い人には、レバーを食べ始めると食欲が落ち着く人がたくさんいます。私がこれまで指導した生徒さんにも、レバーを食べることで生理前の食欲が激減した人が何人もいます。これはあくまで私の考えですが、レバーによって鉄分が補われ、ホルモンバランスが整うことで食欲が落ち着いたと考えられます。

生理前には、先ほども登場した「セロトニン」の分泌が悪くなってしまいます。生理前に減る女性ホルモンである「エストロゲン」の減少に合わせてセロトニンも少なくなってしまうのです。*17 セロトニンには、気分や食欲を安定させる効果があります。そのため、生理前のイライラや食欲増進にセロトニン不足が関与していると考えられているのです。

先にも述べたように、鉄はセロトニンを作るために欠かせない栄養素になります。そのため、生理前にレバーを食べて鉄分を補うことでセロトニンが増えて、食欲が落ち着くのではないかという考えです。

これはあくまで私の考えですが、何にせよレバーが生理前の過剰な食欲を抑えてくれる可能性があるということを知っておいてください。

・ビタミンとミネラルは大切か？

栄養というと、ビタミンやミネラルを気にする人が多いです。栄養素としては、三大栄養素である「炭水化物」「タンパク質」「脂質」が基本になります。これに、ビタミンとミネラルが加わって五大栄養素と呼ばれます。

例えば、ご飯やパンなどには炭水化物、肉魚卵などにはタンパク質、油には脂質が豊富に含まれています。ビタミンは野菜や果物、ミネラルはレバーなどの内臓にたくさん入っています。健康意識が高まっている近年、このビタミンやミネラルの重要性を意識している人が増えています。

ビタミンとミネラルには、体の機能を円滑にするという働きがあります。ホルモンを作るときや脂肪を分解するとき、糖分をエネルギーに変えるときなど、体の中で起こる全ての反応にビタミンとミネラルが関与しています。ビタミンとミネラルが不足すると、こうした反応が滞ってしまい、ホルモンバランスが崩れる、脂肪が分解されにくくなる、糖分をエネルギーとして使えない、などの問題が生じるのです。

女性には疲れやすい人が多いですが、これには鉄というミネラル不足が影響していることが多いです。鉄は脂肪や糖からエネルギーを作るときに必要になる栄養素です。食べ物や体に蓄積されている脂肪から体を動かすエネルギーを産生するときには、この鉄が必須なのです。

月経がある女性は、定期的に出血時に血液と一緒に鉄が排出されるため、鉄不足になりやすい傾向にあります。体内で鉄が足りなくなると、エネルギー源である脂肪や糖分を食べても、鉄不足でエネルギーに変換されないため、エネルギー不足で疲れやすくなってしまうのです。

他にも、先ほども説明したように、うつ病にもビタミンやミネラル不足が関与していると言われています。[18] 精神機能を安定させるセロトニンの生成にビタミンとミネラルが必要になるためです。

このように、体にとって欠かせない栄養素であるビタミンとミネラルですが、忘れてはいけないのが「三大栄養素があって初めて働くことができる」ということです。ビタミンとミネラルは、あくまで主役である炭水化物とタンパク質、脂質のサポート的な役割を担っている栄養素になります。

エネルギーを作るときにビタミンとミネラルは必要ですが、当然ながらエネルギー源となる炭水化物と脂質がなければエネルギーは生まれません。またホルモンに関しても、原料となる脂質とタンパク質があって初めて作られます。

どうしてもビタミンとミネラルが重要視されがちですが、やせるための食事制限で三大栄養素が不十分な状態だと、ビタミンとミネラルは効果が発揮されないのです。

・栄養バランスの変化で肥満が激増した国「トンガ」

南太平洋に浮かぶ大小170余の島々（うち36の島に人が住む）からなる「トンガ王国」

という国を聞いたことがあるでしょうか？　食習慣、食生活の変化によって肥満率が激増した国の一つです。世界保健機関（ＷＨＯ）の調査によると、トンガ人の平均体重は２０１４年でなんと男女ともに95kgを超えています。そして驚くべきことに、過去40年で平均体重が約20kgも増加したのです。

この急激な肥満率の上昇は、食習慣、食生活の変化が原因だと言われているのです。トンガの伝統的な食事は、イモ類（タロ、ヤム、キャッサバ、サツマイモ）、魚介類、ココナツ（ココナツミルク、ココナツジュースなど）に、バナナ類、パンの実、ノレー（タロの葉）やペレなどの野菜類などが加わったものでした。これが、都市化に伴ってコンビーフやスパムなどの高カロリーな加工食品が一般家庭の食卓にも浸透し始めた結果、肥満率が急増し始めたのです[*19]。

これは、伝統的な食事は体に必要な栄養素をバランスよく摂れていた一方で、近代化が進んで栄養バランスが崩れて食欲コントロールができなくなって太ってしまったわかりやすい例だといえます。

（2）心理――食べたいものを食べて心を満たす方が太らない

自律神経とホルモンを整えるためには、メンタル面の安定も重要になります。メンタルが安定すると自律神経とホルモンのバランスも整って食欲も落ち着き、やせやすくなります。逆に、メンタルが崩れると、自律神経とホルモンのバランスが悪くなって食べ過ぎが起こります。

人間はストレスを受けると、ストレスに抗そうとして自律神経とホルモンが反応します。ストレスは交感神経を刺激して、体を緊張させます。また同時に抗ストレスホルモンであるコルチゾールも作られます。こうした自律神経の反応は血圧や心拍数、血糖値を上げて、胃腸の働きを弱めます。ただコルチゾールは食欲を強めるため、食べ過ぎてしまうことになるのです。

ストレスで食べられなくなる人と食べ過ぎてしまう人がいますが、それはストレスが食欲を抑える方にも強める方にも作用するということです。特にダイエットをして普段から食事制限をしている人には、ストレスがかかると食欲が増して食べ過ぎてしまう人が多い傾向にあります。

・マックを食べ過ぎてしまうメカニズム

「食べたら太る」と言われている食べ物をよく食べたくなるという経験はないでしょうか？　例えば、ケーキ、揚げ物、パンなどは太りやすい食材として紹介されます。こうした「食べたら太る」と知っている食べ物ほど食べたくなって悩んでいる人はたくさんいます。

実はこうした現象は、心理学で説明されており、**「皮肉過程理論」**といいます。皮肉過程理論とは、1994年に提唱されたメンタルコントロールに関する理論であり、やっちゃいけないと言われるほど、禁止されたことを考えてしまう現象のことをいいます。

心理学の分野でもよく使われており、よく知られているのは「白熊の実験」です。[20]これは、「何も言われない群」「白熊について絶対考えないでくださいと言われた群」の2つに分けると、考えたらダメと言われた人たちの方が、その後に余計に白熊について考えてしまったという研究になります。

ある物事を抑制しなければいけないときは、その抑制する対象を常に頭に浮かべる必要があります。白熊を抑えるなら、白熊を心にとどめておかなければいけないということです。その結果、考えてはいけないと言われた対象で頭がいっぱいになってしまうわけです。

ダイエットでも全く同じ現象が起こります。

例えば、マックはジャンクフードで太りやすい食品として紹介されることが多いです。なので、ダイエットをしている人にとってマックは「食べてはいけない食品」に当たります。そうなると、白熊と同じようにマックが頭の中を支配して、逆にどんどんマックを食べたい欲求が強くなってしまうのです。

これは他でも同じ現象が起こります。例えば、ケーキやパン、お菓子、揚げ物などはダイエット中には避けるべき食品として紹介されます。ただ、これらもダイエット中に太らないなら食べたいと思う人が多い食べ物になります。つまり、皮肉過程理論が働いているわけです。

そして、禁止にして欲求が強くなったところに、また別のストレスが加わると抑えられた食欲が爆発して食べ過ぎてしまうことになります。こうしたことからも、ダイエット中に何か特定の食べ物を禁止するのは間違ったダイエットといえます。

・ダイエットはストレスゼロが正解

ストレスゼロでやせる方法があると聞くと、どう感じるでしょうか？　おそらく、多くの人は「そんなわけない」と思うはずです。ダイエットというと、食事制限や運動などストレスを感じること、頑張ることをやらないとやせないというのが常識になっています。

しかし実際には、ダイエットはストレスゼロの方がやせるのです。

特に現代人は、ただでさえストレスが溜《た》まりやすい傾向にあります。先ほども述べたように、ストレスが溜まると自律神経とホルモンが乱れて食欲が増します。日常的なストレスに加えて、ダイエットによるストレスがあると、さらに食欲は強くなるのです。

そして、何かを食べてはいけないという食事制限のストレスは、白熊の実験と同じ現象を引き起こして、さらに食欲を強めます。

このように、ストレスは自律神経とホルモンのバランスに影響して食欲のコントロールを悪くします。こうしたことからも、ダイエットは基本的にストレスゼロが正解になるのです。

・ストレスゼロでやせられるのが「食欲コントロール法」

「食欲コントロール法」は、基本的にストレスはゼロになります。考え方を変えて、「ストレスをかけないとやせない」「頑張らないとやせない」という間違った思考をリセットし、「不必要なストレスを取り除くことがダイエット」という新しい思考を再インストールするためです。

実際、「食欲コントロール法」を実践した人の90％以上は、ストレスが激減します。また物事に対する思考が変わるため、日常的なストレスも軽くなって生活が楽になります。そして、家族関係や職場の人間関係、親族付き合いなど、これまでストレスの元となっていたことが、ダイエットをしていく過程でストレスと感じにくくなるのです。

もちろん、日常的なストレスがゼロになることはありませんし、体にとって適度なストレスは必要です。

ただ、食事制限やキツい運動など、いわゆるダイエット自体にストレスを感じることはしない方がやせやすくなるということを知っておいてください。

(3) 習慣――＋1％の習慣で、二度と太らない体をつくる

自律神経とホルモンに影響する最後の要因が習慣です。ここでいう習慣とは、睡眠や食習慣、生活リズム、運動を指します。寝不足や生活リズムの崩れ、運動不足は自律神経とホルモンを乱して食欲を強めて食べ過ぎを招くのです。

前述の子どもに関する肥満の話を覚えていますでしょうか？　昭和大学で行われた小学4年生と中学1年生を対象にした研究で、肥満群と非肥満群での生活習慣の違いを比較し

たものです。この研究では、小学4年生の肥満群は非肥満群に対して睡眠時間が短い傾向にあるという結果になっていました。

寝不足は、食欲に関わるホルモンバランスを崩します。具体的には、食欲を抑えるレプチンというホルモンが減り、食欲を強めるグレリンというホルモンが増えるのです。実際に、コロンビア大学の研究によると平均睡眠時間が4時間以下の人は7時間の人と比べて73％も肥満になる確率が高く、5時間の人は50％、6時間の人は23％肥満になる確率が高くなると報告されています。[*21] つまり、先ほどの子どもの話は成人にも当てはまるということです。

私の経験上でも、睡眠不足が原因で食欲が乱れてやせられない人はたくさんいました。そうした人は、睡眠時間を1時間延ばすだけで食欲が安定してスルスルとやせていくことになるのです。

また先の昭和大学の研究では、食べるスピードが子どもの肥満と関係していることが明らかにされていましたが、成人でも食べるスピードが速い人ほどＢＭＩ（Body Mass Index）が高いという研究結果が出ています。[*22] これは、健診センターを受診した６８２６人を対象とし、生活習慣に関する質問事項と計測したＢＭＩの関連性について調べた研究であり、男女ともに「人と比較して食べる速度が速いですか？」という質問に当てはまる人ほど、ＢＭＩが高かったという結果になっています。

食べる速度が速いと、胃腸の中で作られる満腹感を得られるホルモンが少なくなってしまいます。また早食いだと、ごちそうさまをするときに血糖値が上がりきっておらず、満足感が得られなくなって食後に余計に食べてしまうのです。

こうした食習慣もホルモンに働きかけて食欲を乱す原因となることを知っておいてください。

・運動はしなくてもやせられるが……

何度も述べているように、基本的に運動はしなくてもやせることはできます。運動しなくても食欲がコントロールされていれば、カロリーオーバーになることはないからです。ただそれでも、運動をした方が自律神経とホルモンが整ってやせやすくなります。

例えば、**有酸素運動は体をリラックスさせて自律神経を整える効果があります。**有酸素運動をすると、何度も登場しているセロトニンがたくさん作られます。先にも述べたように、セロトニンはメンタルと食欲を落ち着かせる働きがあるため、ダイエット的にもよいのです。

また血流もよくなるため、有酸素運動をすると心身ともにリラックスして自律神経のバランスがよくなります。

他には、ストレッチも有酸素運動と同じように、心身をリラックスさせる効果が期待できます。筋トレは、成長ホルモンの分泌を促して、代謝を高くするため、余裕があるならやった方がよいです。

このように、運動はした方がよいのは間違いないです。ただ注意点は、やせるために激しい運動でカロリーを消費しようとしたり、寝不足なのに無理して運動しようとしたりすると逆効果になるということです。なので、「心身をリラックスさせるため」くらいの気持ちでやるようにして、寝不足や疲労があるときは無理しないようにしましょう。

・自律神経は整えて鍛える

ここまで自律神経を整えるという話をしましたが、実は自律神経には整えるだけでなく鍛えることも大切になるのです。交感神経と副交感神経のバランスを整えた後に、両方の力を強くするというイメージになります。

自律神経が強くなると、ちょっとやそっとのストレスでは心身が疲弊しなくなります。周りに「いつも元気でポジティブで、嫌なことがあっても一日で切り替えられるような人」はいないでしょうか？　こうした人は自律神経が強い人だと考えてください。

自律神経が強いと、多少自律神経のバランスを崩すようなストレスがかかっても、ビクともしなくなります。筋トレして肉体を鍛えたら、重いものを持っても筋肉痛にならないのと同じイメージです。

自律神経を鍛えるには、有酸素運動をして体力をつけることが大切になります。体力がついて呼吸や心拍数が乱れにくくなったら、自律神経も鍛えられたと考えてください。

このように、自律神経を整えた後に鍛えると、さらに食欲も乱れにくく、太りにくい体を作ることができるようになるのです。

第1章

栄養——

栄養バランスさえ満たせば、量を減らさなくても太らない

1　やせたいならご飯を茶碗1杯は食べよ

「おかずは残してもいいからご飯は食べなさい」

私が子どものときに、母から言われていた言葉です。ご飯を食べると聞くと、なぜかそのことを思い出します。私にも子どもが2人いますが、食べきれないというときには、同じようにご飯を優先して食べるように伝えています。おかげさまで富永家の長男、長女はたくさん食べているにもかかわらずスリムで元気です。

近年、糖質制限がはやって「ご飯は食べなくてもいいからおかずを食べなさい」と言う人が増えてきていると感じています。糖質は太るし、血糖値を上げて健康にもよくないから炭水化物は控えめにという意図だと思います。しかし実際には、「食欲コントロール法」的には、私の母が言ったように「おかずは残していいからご飯は食べなさい」が正解になります。

ダイエット指導をしていると、「ご飯はどれくらい食べていいですか？」という質問をたくさん受けます。これに対する私の答えは、「グラムとか考えなくていいから1食で茶碗1杯を食べてください」です。

大人の茶碗だと、だいたい150gになります。成人しているなら、1食で最低でもこれくらいは食べた方がよいです。ご飯は太ると思い込んでいる人が多いですが、ご飯で太ることはありません。どちらかというと、ご飯はカロリーが低いのに満足感が高いダイエット向きの食材だといえます。逆に肉や魚といったタンパク質源となる食材は、満足感が低い割にカロリーが高いのでダイエット不向きな食材です。

糖質制限の流行とパーソナルトレーナーによるSNS発信によるタンパク質の重要性の認知拡大によって、ダイエット業界ではタンパク質を重視する風潮があります。確かにタンパク質も大事なのですが、やせたいならご飯を中心とした食事が正解です。

2 玄米で卵かけご飯にする

ご飯を思った以上に食べた方がよいのはイメージできたはずです。ここで、さらにダイエット効果を高めるためには、ただの白米ではなく「玄米」、しかもそれを卵かけご飯にすると最強のダイエット食になります。

白米と玄米の違いは、栄養素にあります。白米は玄米から糠《ぬか》を取り除いた（精白した）ものです。糠の部分にビタミンとミネラル、食物繊維が豊富に含まれているため、白米と比べて玄米は栄養豊富だと言われています。具体的には、玄米の食物繊維は白米の約6倍、ビタミンEは約14倍、ビタミンB1は約5倍、ビタミンB6は約4倍、ナイアシンは約5倍、マグネシウムは約5倍、カルシウムは約2倍、葉酸は約2倍です。*23

これだけ見ても、いかに玄米の栄養が豊富かが理解できるはずです。

平均年齢38・8歳の男女10人を対象に、同じ人間に違う日に白米70gと玄米70gを食べさせて血糖値を比較した研究があります。この報告によると、白米を食べた日と比べて、玄米を食べた日の方が血糖値の上昇が有意に抑えられたことが明らかになっています。また同じ実験で、玄米を食べた日の方がインスリンの値も有意に低くなったと報告されています。[*24] これは、**玄米に豊富な食物繊維の血糖値抑制効果だと考えられます。**

さらに、私の生徒さんや知人に血糖値を測定してもらった経験上、ご飯に生卵をかけて「卵かけご飯」にすると、血糖値の上昇が抑えられやすくなります。これに関しては、否定的な論文もありますが、[*25] 半熟卵を食前15分、もしくはご飯と同時に摂取することで血糖値の抑制効果が認められたという報告もあります。[*26] 卵に含まれるタンパク質と脂質が、血糖値を抑えてくれる「インクレチン」というホルモンの分泌を促すことが影響していると考察されています。

このように、白米ではなく玄米、しかもそれに卵をかけて食べることで、必要以上の血糖値の上昇を抑えることができるのです。

血糖値の過剰な上昇は、脂肪の蓄積を促すインスリンの分泌を多くします。つまり、血糖値が上がり過ぎるほど太りやすくなる可能性が高いということです。特に糖尿病や糖尿病予備軍の人は、健常人が糖質1g当たり血糖値は1mg/dlしか上がらないのに対して、

3mg／dl上がります。[*27] これを玄米と卵の組み合わせを使うことで血糖値の必要以上の上昇を抑えると、やせやすくなる可能性が高いのです。

もちろん、健常人が同じように血糖値を抑えるほどやせやすくなるとは考えていません。一般的に言われているような食後の血糖値が140mg／dl程度であれば、血糖値が太る原因になるとは考えられません。ただ糖尿病の方のように、血糖値が200mg／dl以上など、必要以上に上がる場合は血糖値を抑えることはやせやすさに影響する可能性は高いと考えています。

そして、玄米は食物繊維などの栄養が豊富で、卵はご飯に足りないタンパク質を補えるので、玄米で卵かけご飯はダイエットに最適の食品だと言っても過言ではありません。

3 20：20：60の黄金バランス

食事における栄養の話に関して、**「PFCバランス」**という言葉を聞いたことがあるのではないかと思います。Ｐはタンパク質（protein）、Ｆは脂質（fat）、Ｃは炭水化物（carbohydrate）の頭文字を取った言葉であり、三大栄養素のバランスを指します。栄養素の中で、カロリーがあるのはタンパク質と脂質と炭水化物の３つのみです。食物繊維やビタミン、ミネラルは、それ自体にカロリーはありません（正確にいうと、食物繊維にはカロリーをもつものもあります）。

ＰＦＣバランスとは、「トータルカロリーを作る三大栄養素の割合」になります。ものすごく簡単にいうと、ご飯（炭水化物）とお肉などのおかず（タンパク質、脂質）の割合です。

そして、**厚生労働省の日本人の食事摂取基準では、「P：F：C＝13～20：20～30：50～**

65」と推奨されています。これらのバランスは、それぞれの栄養素の過不足で問題が生じない範囲で設定されています。タンパク質の不足は「クワシオルコル」という、いわゆる飢餓状態を招き、毛髪や歯、肌などのトラブルを引き起こします。脂質不足は、便秘や生理不順、肌荒れなど、炭水化物不足は過食や甲状腺機能低下、脱力感などの不調を引き起こします。

なので、三大栄養素の割合は、それぞれの栄養素に示されている下限の数値は下回らないようにした方が、健康的にダイエットができます。

そして、**やせたいなら1g当たりのカロリーが高い脂質の割合を下げて、炭水化物とタンパク質の割合を上げた方がよいです。**そうすることで、ある程度の量を食べながらカロリーを抑えることができます。また三大栄養素の中でも、脂質は最も脂肪になりやすく、脂質を低くすることがダイエット的にも非常に重要になります。

糖質制限が流行して、炭水化物が太る原因と考える人が増えましたが、実際に太る原因は脂質過多にあるのです。

例えば、ある研究では、食事の中で動物性脂質（飽和脂肪酸）の割合が多いほど、消費カロリーが少なくなったことが明らかにされています。[*28] ラットによる研究ですが、飽和脂肪酸の摂取割合が多いほど、自律神経の働きが悪くなってしまって消費カロリーが下がるという結果になっています。

また、いつもの食事にプラスで食べたときの脂肪蓄積量を調べた研究では、炭水化物の過剰摂取は脂肪に変換される上限があるにもかかわらず、過剰摂取された脂肪はその分だけ全て体脂肪に変わってしまったと報告されています。

こうした研究からも、やせたいなら脂質の最低ラインを維持しながら、炭水化物とタンパク質の摂取量を高くするのが正解なのです。実際の指導の場面においても、炭水化物の割合を増やすと、食欲が落ち着いて間食などの余計なカロリー摂取が減ってスルスルとやせていきます。この黄金バランスで食事をすると、食欲が満たされて適量で満足でき、自律神経の働きを促すため代謝も上がるということです。そうした最適のPFCバランスが、「P：F：C＝20：20：60」になります。

4 おかずは手のひら1枚

「P：F：C＝20：20：60」と聞いても、「それってどれくらいなの？」と疑問に思ったのではないでしょうか　少なくとも、私がPFCバランスでアドバイスをされたら全くイメージがつきません。

カロリー計算を推奨するダイエット法も多くありますが、私が推奨する「食欲コントロール法」は、カロリー計算は一切しません。本人はもちろんのこと、指導者である私もカロリー計算をしないのが実際です。ただそれでも、やせるために最適な栄養バランスに近い食事にすることができるのです。

その方法が「手ばかり（測り）栄養法」になります。これは、手のひらの大きさは体格と比例しており、手のひらサイズで食べる量を考えてバランスを整える方法になります。

例えば、肉や魚、大豆製品などのタンパク質源は一日に手のひら4枚分で必要量を満たせ

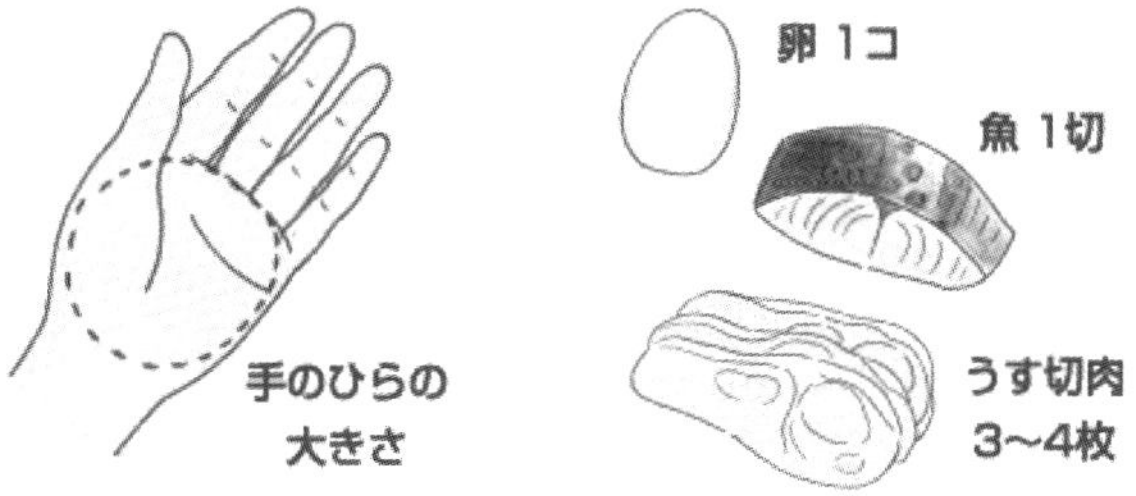

ると言われています。

「手のひらで判断するとか曖昧過ぎない？」と感じた方もいるかもしれません。しかし、手ばかりによる計測は意識して練習すると、実測値に近づいていくことがわかっています。*29

黄金バランスとはいいつつも、正確にやらないとやせられないわけではなく、「炭水化物がメインで脂質が少なめ」ができれば問題ないため、この手ばかり栄養法はダイエット中の栄養バランスを整えるのに非常に有効なのです。

イメージは、ご飯は茶碗1杯、肉や魚といったメインは手のひら1〜1・5枚分、これをベースに余裕があれば汁物、副菜をつけると黄金バランスに近づきます。

やってみるとわかると思いますが、1食で肉や魚を手のひら1〜1・5枚は少なく感じる人が多いはずです。ただ実際には、この「メインのおかずは手のひら1〜1・5枚分」が、タンパク質を確保しつつ脂質を下げる最適のバランスとなるのです。

5 プロテインの正しい摂り方

「やせたいならプロテインを飲みなさい」

この言葉を聞いたことがあるのではないでしょうか？　フィットネスが流行し、SNSでもフィットネスのインストラクターが影響力をもち、タンパク質の重要性はどんどん広がっています。

・タンパク質を摂らないと筋肉が落ちる
・タンパク質が不足すると食べ過ぎる
・タンパク質が少ないとリバウンドする

タンパク質不足によるダイエットへの弊害はたくさん情報があります。

こうした情報を元に「やせたいならプロテインを飲んだ方がよい」と考えてプロテインを日常的に飲んでいる人は多いです。近年、そうした風潮に合わせてか、プロテインを販売する企業もどんどん増えています。

確かにタンパク質は大切ですし、タンパク質が足りないとやせにくくなるのも事実です。ただプロテインが必須かというと、そういうことはありません。**プロテインはあくまで補助的な役割であり、基本的には食事でタンパク質が摂れていればプロテインを飲む必要はないのです。**

中には、タンパク質をとりあえず摂りたいがために、プロテインバーを積極的に食べる人もいます。ただ理解しておいてほしいのは、プロテインでもプロテインバーでも、カロリーがあります。例えばプロテインバーは、1本で約200kcalあります。200kcalであれば、間食で食べる量としてはちょうどよいくらいです。ただ、カロリーがあるものは、いくらタンパク質であっても食べ過ぎれば太るため、必要以上に食べると太るということは理解しておいてください。

プロテインを飲んでやせるのは、食事でどうしてもタンパク質が摂れないという人になります。「忙しくて朝からふりかけおにぎりしか食べられない」「朝から何も食べられない」といった人はプロテインを活用すると栄養バランスが整ってやせやすくなるのです。

また女性には、肉や魚といったタンパク質源を多く食べられない人も少なくありません。そうした人も、プロテインでタンパク質を補うことで栄養バランスが整います。

このように、普段の食事で不足しがちな人はプロテインを飲むとやせやすくなりますが、そうでなければプロテインは余計なカロリーになって太る原因にもなりかねないことを知っておいてください。

6 パンを食べるならベーグルを選ぶ

私の家の近くに、素材にこだわったベーグル専門の店があります。そこは、オープンしてすぐに買いに行かないと売り切れてしまうほど人気がある店です。私自身、ベーグルのモチモチした食感が好きですし、子どもも大好きなので週末のお昼ご飯でベーグルはたびたび登場しています。食べ方はそれぞれで、私は何もつけずに素材のまま食べて、子どもたちはレタスや卵などを挟んで食べています。パンの中でも富永家でダントツに人気があるのがベーグルなのです。

実はそんなベーグルが、ダイエットに最適だということを知ったのは、ダイエット指導者になってからでした。

ダイエット中、パンというと「太る」「やせられない」というイメージをもっている人は多いはずです。グルテンフリーがはやって、「グルテンは食欲を刺激する」「小麦粉はダイエットの敵」という認識が広がっています。確かに、パンは脂質が多くて水分量が少ないので、満足感が低い割にはカロリーが高いです。また、付け合わせがベーコンやウインナーなど脂質が多い加工肉になりがちなので、太りやすいといえば太りやすいです。

しかし、食べ方や食べ合わせなどを考えれば、パンを食べながらやせることは難しくありません。冷静に考えてもらえればわかりますが、毎日パンを食べている人でもスリムな人はいますし、パンを全く食べてないのに太っている人もいます。つまり、パンは太るか太らないかの一要因でしかなく、「パンを食べたらやせられない」というのは間違っているのです。

パンの中でもパンの弱点である脂質がダントツに低いのがベーグルになります。ベーグルは食パンなどと比べて、製造過程で油脂や卵、牛乳といった脂肪分が使われていません。なので、脂質が食パンの半分しか入っておらず、具体的には、食パン100gに脂質が約3g入っているのに対して、ベーグルは1・5gしか入っていません。しかも、ベーグルはモチモチして食感もよく食べ応えがある上に重量感もあるので満足感が高いのです。

さらに、ベーグルはパンの弱点である食物繊維も豊富に含まれていますし、鉄やカルシウム、マグネシウムといったミネラルもたくさん入っています。脂質が低いのに満足感が高く、栄養が豊富なのがベーグルなのです。

こうしたベーグルに、卵とレタス、トマトを挟んで食べればタンパク質と食物繊維が補われ、野菜スープをつけるとさらに満足感も高くなって太るどころか満足感も栄養バランスも完璧な食事になるのです。

このように、一般的にパンは太るというイメージが強いですが、工夫次第でいくらでもやせる食事に変えることはできます。

7 ラーメンを食べてもやせる方法

私が住んでいる熊本といえば、焦がしニンニクを使った豚骨ラーメンが有名です。また地元は長崎なのですが、長崎では魚介を使ったあごだしラーメンは人気があります。地元を裏切るようで悪いのですが、私個人としては豚骨ラーメンが好きです。ただ、熊本の焦がしニンニクもよいのですが、博多ラーメンが一番好みでよく食べています。これも豚骨スープがベースです。

さて、そんなラーメンですが、ダイエット中は避けている人が多いのではないでしょうか? ラーメンというと、炭水化物（麺）＋脂質（スープ）でカロリーが高く、人気がある「家系」と呼ばれるラーメンだと1杯で800kcalを超えるものもあります。1食で800kcalというと、単純に3食食べれば2400kcalもありますし、餃子やチャーハンセットにすると、1食で軽く1000kcalを超えます。こう聞くと、ダイエット中にラーメンを食べるのが怖くなるのも無理ないと思います。ただ、私が提唱する「食欲コントロール法」では、ラーメンを食べながらでもやせることは可能です。

確かに、ラーメンはカロリーが高く、何気なく日常的に食べていると太りやすいといえます。**ただ、カロリーが高いということは体には多くのエネルギーが補われるため、食欲がコントロールできている人であれば、他の食事が少なくて済みます。**コントロールができている人とは、お昼にハイカロリーなラーメンを食べると、夕食時にお腹が空かずに軽い食事で満足できる人のことです。

この自然の調整が起こればラーメンを食べても太ることはありません。例えば、日本の成人女性の推定エネルギー必要量は約1700kcalとされています。*30 昼食でラーメンを食べると、それだけで一日の半分のカロリーを摂取したことになります。朝食で400kcalを食べていたら、残りは500kcalです。ここでケーキなんか間食しようものなら、その時点で一日の摂取カロリーを超えて太ってしまいます。ただ食欲さえコントロールできていれば、女性がお昼にラーメンを食べようとも太ることはないのです。

仮に、先ほど述べたように一日の摂取カロリーが1700kcalで朝食で400kcal、昼食で800kcalのラーメンを食べたとします。そうすると、体は「お昼までにかなりのカロリーが得られたから夜は軽くていい」と判断して食欲を下げるのです。もしそれで夕食にいつも通り食べてしまってカロリーオーバーしても、翌日にお腹が空かずに調整されます。なので、食欲がコントロールされて自然の調整が起こっていれば、ラーメンを食べたからといってカロリーオーバーになって太ることはないのです。

ただこのときのポイントは、お腹具合を感じることになります。ラーメンを食べた後も、何も感じずにいつも通り食べていれば、それはカロリーオーバーになるので、夕食前に「お腹は空いてるかな?」とお腹具合を感じるようにしてください。

また、ラーメンを食べる際は3つほど注意点があります。1つ目は「食物繊維が少ない」ということです。食事に対する満足感を高める要因の一つとして、食物繊維が挙げられます。食物繊維が多いほど満足感は高く、少ないほど低くなります。ラーメンは食物繊維が少なく満足感が低くなりやすいです。なので、ラーメンを食べるときは、できるだけ野菜をたくさんトッピングするようにしてください。野菜であれば、どれだけ追加してもカロリーはたかだか知れているので気にしなくていいです。中でも、きくらげをトッピングすると、食物繊維の中でも不足しがちな「水溶性食物繊維」を補えます。ラーメンを食べるときは、できる限り野菜をトッピングするようにしましょう。

2つ目は「セットを頼むと一気にカロリーが上がる」ということです。ラーメンの定番は餃子やチャーハンのセットになります。ラーメンだけでもハイカロリーなのに、餃子やチャーハンを食べるとさらにカロリーが高くなってしまいます。いくら自然と食欲が調整されるといっても、日常的にラーメンとチャーハンを食べていれば、それは太ります。なので、ラーメンを食べるときは単品にするか、ラーメンとチャーハンが半分半分のセットにするようにしましょう。

3つ目は「味覚が鈍る」ということです。ラーメンは味が濃く、味覚を鈍らせやすい食べ物だといえます。ラーメンを食べた後に、お腹いっぱいなのに甘いものを食べたくなった経験はないでしょうか？　これは人間の味覚の特性で、塩辛いものを食べると甘いものを欲するのです。ラーメンを食べた後にケーキを食べれば、それはチャーハンセットを頼むのと同じように食べ過ぎです。そうした味覚の鈍りによる食べ過ぎを防ぐためにも、ラーメンを食べた後はブルーベリーなどのフレッシュな果物で口直しをしましょう。

果物で口直しをすると、味覚がリセットされて無駄に甘いものを食べずに済みます。ラーメンの後に甘いものを欲するのであれば、ぜひ果物で口直しをしてみてください。

8 白米は最初に食べる

「やせたいなら野菜を最初に食べなさい」

これは、ダイエットをしている人の中では常識になっているのではないでしょうか？

ダイエットをしていない私でも、無意識に野菜を先に食べていた時期もありました。野菜を先に食べてご飯を食べると、野菜によってご飯（炭水化物）の吸収スピードが遅くなって、血糖値の上昇を抑えるためやせやすくなるという理論です。血糖値が上がらないと、その分だけ脂肪蓄積を促す「インスリン」の分泌が抑えられます。その結果、やせやすくなるのです。

実際、野菜を先に食べると血糖値の上昇は抑えられます。例えば、長崎女子短期大学の健常人を対象にした研究では、白飯→サラダ→主菜の順番で食べると、食後30分の血糖値は132・3㎎／dlであったのに対して、サラダ→主菜→白飯の順で食べると同じ食後30分の血糖値は115・0㎎／dlという結果が得られました。[*31] つまり、食べ順を変えるだけで血糖値の上昇を15㎎／dl以上も抑えられたのです。もし血糖値が上がらないほどやせやすくなるなら、食べ順を意識して野菜を最初に食べるとよいでしょう。しかし実際は、そうではないのが現状です。

私の経験上、ダイエット中の人は逆にご飯を最初に食べた方がやせやすくなります。なぜなら、ご飯を先に食べた方が食後の満足感が高くなって余計な間食をしなくなるからです。

血糖値は、食事に対する満足感に大きく影響します。血糖値が上がると、体は「栄養が満たされた」と判断して食欲を下げます。そのため、ある程度血糖値が上がった方が食事の満足感が高くなって、余計な間食をせずにトータルのカロリーを下げることができるのです。実際、私がSNSで「ご飯を先に食べた方が満足感が高くなって食後の間食が減ります」という発信をすると、実践した人から「最初にご飯を食べると満足感が全然違います」「食べる順番を変えて食べる量が減ってやせました」という声をたくさんいただいています。血糖値が上がらないほどよいという理論は、考え直さなければいけないのです。

糖尿病で血糖値が上がりやすい人には、野菜を先に食べるベジファーストは有効だと思います。血糖値が異常値まで上昇するのを抑えて、正常範囲に近づけることができるからです。

例えば、大阪府立大学で2型糖尿病患者に行われた研究では、野菜から先に摂取すると、米飯から先に摂取した場合と比較して、30分後の血糖値は217±31mg/dlから172±45mg/dlも抑えられたと報告されています。[*27] 食後30分の血糖値が200mg/dlを超えているとなると、血管にも負担がかかりますし、インスリンもたくさん分泌されて太りやすくなるため、こうしたケースでは食べ順はダイエットにも効果的だといえます。

しかし先ほど紹介した長崎女子短期大学の研究を思い出してください。あの研究は糖尿病がない健常な女子大生を対象にした研究でしたが、ご飯を先に食べた人の食後30分の血糖値は132・3mg/dlでした。

日本糖尿病学会では、食後2時間の血糖値が140mg/dlを超えると境界型、200mg/dlを超えると糖尿病が疑われるとされています。[*32] 長崎女子短期大学の研究では、食後30分の血糖値が最も高い値であり、白米から先に食べた群の食後2時間の血糖値は109・8±15・2mg/dlでした。つまり、白米を先に食べても正常範囲におさまっているということです。

また、時系列（食後30分、60分、120分）で並べてみると、白米を先に食べた群は、132・3±7・5㎎／dl、129・8±20・8㎎／dl、109・8±15・2㎎／dl、野菜を先に食べて白米を最後に食べた群は115・0±7・7㎎／dl、116・0±8・0㎎／dl、124・8±8・5㎎／dlとなっています。[*31] 血糖値が満足感に影響することを考えて、1食の食事にかかる時間が約20分と考えると、食事が終わった後に満足感が高いのは白米を先に食べる方だといえます。もちろん、一番高い値でも正常範囲に入っているのです。逆に野菜を先に食べると、ごちそうさまをしたときに血糖値が上がっていないために満足感が得られずに、食後に余計な間食をしてしまうことになるのです。

このように、野菜を先に食べて血糖値を上げないようにするのは糖尿病の人には有効でしょう。ただ、健常人のダイエットに対して有効かというと、そうともいえないので注意してください。特に食後に満足感が得られずに何かをつまんでしまうのであれば、白米から先に食べるのを試してみることをお勧めします。

9 血糖値を味方につける

先に話したように、血糖値は食欲に関わりダイエットに大きく影響します。血糖値を味方につけることがやせるために重要になるのです。

ただ近年では、糖質制限がはやったせいか「血糖値のコントロール＝できるだけ血糖値を上げない」という説明がされている本や情報がほとんどだと感じています。確かに、血糖値の異常な上昇を抑えることはダイエットにおいて大切です。ただ血糖値をコントロールすることの本質は、「上げないほどやせる」ではなく、「最適な値で安定させる」ということです。

最適な値で安定させるとは、簡単にいえば「必要以上に上がらないし、必要以上に下がらない」ということです。ダイエットで血糖値というと、上限ばかりが意識されていますが、実は食欲において問題となるのは、血糖値が下がり過ぎてしまうことなのです。

「科学的根拠に基づく糖尿病診療ガイドライン 改訂第2版」によると、血糖値が60mg／dl以下の場合、低血糖と診断し対応するとされています。[*33] 低血糖とはその名の通り、血糖値が下がってしまっている状態です。血糖値は、55mg／dlまで下がると発汗、振戦、動悸《どうき》、悪心、不安感、熱感、空腹感、頭痛、倦怠《けんたい》感などが出現し、50mg／dlを下回ると、眠気、脱力、めまい、疲労感、集中力低下、霧視、見当識低下、不安感、抑うつ、攻撃的変化、不機嫌、周囲との不調和、30mg／dlを下回ると意識障害が起こると言われています。

血糖値は、体のエネルギーのバロメーターです。血糖値が低いということは、生きるために必要なエネルギー源が足りないということになります。血糖値が上がってしまう高血糖ばかりが問題視されがちですが、体にとって危険なのは高血糖より低血糖なのです。「科学的根拠に基づく糖尿病診療ガイドライン 改訂第2版」には「低血糖の程度が高度で持続すると昏睡《こんすい》に至り、低血糖昏睡が5時間以上経過すると血糖が回復してもさまざまな後遺症が出たり、重症の場合には植物状態になったり、死に至る可能性がある」と記されています。太る太らないという問題ではなく、命に関わるのが低血糖なのです。

実は、この低血糖がダイエット中の食欲を乱す原因となっていることが多いのです。

ガイドラインでは、60mg／dl以下を低血糖と診断して対応するとされていますが、実際には80㎎／dlを下回ると低血糖の前兆のような症状が出る人が多くいます。私自身も「FreeStyle リブレ」と呼ばれる24時間血糖値を測定する機械を何度か使って測定しましたが、血糖値が70台になると、軽い脱力感や集中力低下などが出現しました。

そして実は、70㎎／dl台という軽い低血糖状態のときに、食欲が強くなってしまうのです。何度も話しているように、血糖値は体のエネルギー源のバロメーターになります。なので、血糖値が下がっている状態というのは、体にとってエネルギー源が足りない危機的な状態であり、エネルギー源となる食べ物を早急に補給すべきと判断されます。その結果、食欲が強くなって食べるという行為が引き起こされます。

しかも、低血糖の状態から食べると、気持ちもソワソワして勢いよく食べてしまうので、満足感が得られずにたくさん食べ過ぎるのです。特に、お昼前や夕方などは血糖値が下がりやすく、低血糖になりやすい時間帯になります。

朝食を食べずに仕事に行くと、お昼ご飯前にイライラや頭痛、脱力感が起こって、昼食を食べても満足できなかったという経験はないでしょうか？　もし経験があれば、それは低血糖になっていた可能性が高いでしょう。

低血糖といえば、医者に話をすると先に述べた60㎎／dl未満の病的な状態のみを想像します。しかし実際には、70㎎／dl台、60㎎／dl台といった軽度の低血糖は健常人でも頻繁に起こしている人も少なくなく、それが食欲の乱れを招いているのです。

このように血糖値に関しては、高血糖だけでなく低血糖も問題視して扱って正常範囲内に抑えることが、血糖コントロールの本質であり、食欲のコントロールとダイエットにも影響してくるのです。

10 ホメオスタシスが機能していれば、腹八分目でも満足感が得られる

「お腹いっぱい食べながらやせたい」

このように考えた経験はないでしょうか？　食べるのが好きなのにダイエットのために制限しているなら、一度は思ったことがあるはずです。そしてそうしたダイエッターの欲を刺激するように、「お腹いっぱい食べてもやせられる」「満腹でもやせる」といったタイトルの本がたくさん出ています。

しかし残念ながら、お腹いっぱい食べることはダイエット的にも健康にもよくないのです。

２０１４年に「Nature Communications」という専門誌に掲載された論文では、制限なく食べさせたサルと、カロリーを30％制限したサルを25年飼育した結果、カロリー制限を

したサルの方が寿命が明らかに延びたことが明確にされています。[*34] 実は同じ実験は、線虫、ハエ、魚、マウスなどさまざまな実験動物でも行われており、同じような結果が出ているのです。

同じ実験を、人間で実施するのは不可能でしょう。ただ私の経験上、人においても満腹に食べるよりも腹八分目で終われている人の方が、やせやすいし元気な人が多いように思います。お腹いっぱい食べるのと腹八分目であれば、腹八分目の方が量は少なくなるので当然といえば当然でしょう。ただこの話をすると、「腹八分目の感覚がわからない」「腹八分目で終わろうと思っても食べてしまう」といった声をよく聞きます。

実は、ダイエットしている人には「腹八分目を知らない、意識していない」ではなく、「やろうと思っても難しくなっている」という人が多いのです。

腹八分目の感覚は、「まだ食べられるけどお腹は満たされた」「食べた後も苦しくなくすぐ動ける」といったイメージがわかりやすいのではないかと思います。正直なところ、毎食この腹八分目の感覚で食事が終われれば、人間は太ることはありません。序章でも話したように、人間には簡単には太らないような仕組み（ホメオスタシス）が備わっているからです。

それでは**なぜ太るのかというと、ホメオスタシスが上手く働かずに、腹八分目の感覚が**

鈍っていて食べ過ぎてしまっていることが原因なのです。つまり、食欲コントロールが乱れているということです。

食欲コントロールの方法に関しては、本書全体を通して説明していきます。ここで知っておいてほしいのは、「腹八分目で食べていれば太らない」「腹八分目は食欲のコントロールが乱れていると難しい」という2点です。

ダイエットというと、カロリーを計算して太らないようにするのが王道ではないかと思います。しかし実際には、食欲をコントロールして人間本来の体の働きを取り戻せば、カロリーを計算しなくても腹八分目を意識するだけで適正な体重を維持できるのです。中には、食欲が乱れているわけではないけど「時間だから」「目の前に出されたから」と何気なく食べている人もいます。そうした人は、食べる前に「本当にお腹空いているかな？」、食べている最中に「もう満足できていないかな？」と体に問いかけて、お腹具合を意識するだけでやせることができるのです。

腹八分目は、あまりに当たり前のこと過ぎて無視している人がほとんどですが、実は人間本来の太らない仕組みを働かせる最高の食べ方ということを知っておいてください。

11 寝る前のティースプーン1杯のはちみつでやせる

「寝る子は育つ」という言葉は聞いたことがあると思います。睡眠時間が長い子どもは、順調に成長するという意味のことわざです。実際、さまざまな研究で、子どもの睡眠が健康に及ぼす影響について言及されています。[*35、36]

子どもはたくさん寝た方がよいというのは、誰が聞いても納得できることだと思います。ただ、もし私が「寝る大人はやせる」と言ったらどう感じるでしょうか？　実は大人の睡眠が肥満に与える影響も明らかになっているのです。[*37]

実際、多くの論文で「睡眠時間が短いほど食欲が増して食べ過ぎてしまう」という結論になっています。睡眠時間が短いと太りやすいというのは、疑いようのない事実であり、「寝る大人はやせる」は証明されていると言っても過言ではありません。ただ研究では行われていないのですが、この睡眠と肥満の関係には、睡眠時間だけでなく睡眠の質も影響しているのが現状なのです。

これも私の経験上の話になりますが、7~8時間という十分な睡眠時間を取っていても、寝起きが悪かったり、日中に眠くなったりする人は食欲が乱れやすくやせにくいです。これは眠りが浅く、そのせいで睡眠時間が短いときと同じ状態になっていると考えられます。

特に夜中に目覚める、夢ばっかり見る、歯ぎしりがひどい、朝から肩こりがあるといった症状がある人は、睡眠の質が低い可能性が高いです。**これらの症状は、寝ているときに血糖値が下がってしまっていること（「夜間低血糖」）が原因だと考えられます。**通常、人の体は就寝中は血糖値が下がらないような仕組みが備わっています。ただこれが、日中のストレスが強い、夕食で糖質制限をして糖質が不足しているなどがあると、寝ているときに低血糖になってしまうのです。

低血糖になると、体内では血糖値を上げようと「コルチゾール」というホルモンが作られます。コルチゾールは肝臓に働きかけて、血糖値を維持します。これは低血糖という危機的な状況から抜け出るために非常に重要な反応です。ただコルチゾールは血糖値だけではなく、体全体を興奮させるので、目を覚まさせたり噛みしめを起こしたりして、睡眠の質を下げることにもなります。

この夜間低血糖を予防するために有効なのが、「寝る前のティースプーン1杯のはちみつ」なのです。

はちみつは、血糖値を緩やかに上げて、長時間血糖値を安定させる働きがあります。ブドウ糖と果糖がバランスよく入っていることが、この血糖値の安定を作ってくれていると考えられています。これを言うと、「寝る前にはちみつなんか舐《な》めて太らないの?」という疑問もよく受けます。ただ考えてほしいのですが、ティースプーン1杯のはちみつは、糖質は5g、カロリーは20kcalしかありません。これくらいのものを舐めたからといって太ると思いますか? もちろん、20kcalでも積み重ねれば太るという意見もわかります。しかし、はちみつで睡眠の質が高くなると食欲が落ち着き、20kcalとは比べ物にならないくらいの、摂取カロリーが抑えられるのです。

夜中に目が覚める、噛みしめがある、しっかり寝ているつもりなのに日中に眠い、というのであれば、ぜひ寝る前にティースプーン1杯のはちみつを試してみてください。

12 最高の減量食品「ブルーベリー」

あなたは、果物に対してどのようなイメージをもっているでしょうか？　糖質制限がはやってから、「果物に入っている果糖は太る」という印象をもっている人は多いはずです。しかし実際には、果物はダイエットには最適な食品だと考えてください。

まず、**果物はグラム当たりのカロリーがかなり低いです。**例えば、鶏肉は100g当たり200kcal以上ありますが、果物であるイチゴは100g当たり30kcalしかありません。これは、果物に脂肪が少ないことと、水分が豊富に含まれていることが関係しています。脂肪はグラム当たりのカロリーが高く、水は重量はあってもカロリーはありません。なので、脂肪が少なく水分量が多い果物は、たくさん食べてもカロリーオーバーにならないのです。

また**果物には日本人が不足しがちなビタミンがたくさん入っています。**ビタミン不足は、ホルモンバランスを崩して食欲や代謝を乱すことにつながります。そうしたビタミンを補うことができるのが果物なのです。

もちろん、果物も食べ過ぎれば太ります。しかし実際には、果物は必要量を満たしている人の方が少なく、積極的に食べた方がやせやすくなるというのが現状なのです。

中でも、ブルーベリーは低カロリーでビタミンCがダントツに多く、ダイエット中にお勧めの果物になります。ビタミンCは、ストレスを和らげることでストレス食いを防ぐ効果があります。ストレス過多の現代社会、ダイエットにおいてもこのストレスをどう緩和させるかは、非常に重要になります。そうしたストレスの緩和に有効なのがブルーベリーなのです。

さらに、ブルーベリーはスーパーやコンビニなどに冷凍で売っているため、手軽に購入できるし、家に常備しておくこともできます。これも、ブルーベリーをお勧めする理由の一つです。

もしブルーベリーが嫌いでないなら、食事の一品や間食としてブルーベリーを積極的に食べてみてください。

13 やせるのにお酒の種類は関係ない？

「乾杯はビールで」

最近、この言葉が当たり前ではなくなっているように感じているのは、私だけでしょうか？　近年の糖質制限ブームのせいか、私の周りにも1杯目からハイボールを頼む人が急に増えていると感じています。実際に、「ビールを飲むとビール腹になる」「焼酎やハイボールなどの蒸留酒は糖質が入ってないから太らない」といったことを聞いたことがあるのではないでしょうか？

お酒の種類に関するダイエット理論は「お酒自体が問題ではなく糖質が多いお酒で太る」というのが主流です。お酒は作り方によって、ビールや日本酒などの醸造酒と、醸造酒を蒸留して作った蒸留酒である焼酎やウイスキー、ジンに分けられます。醸造酒は糖質が入っており、蒸留酒には糖質がほとんど入っていないため、糖質が太る原因と考えている糖質制限の理論に従うと、蒸留酒を飲むと太らないということになります。

しかし実際には、太る原因は糖質だけではないですし、お酒を飲む人で太る人と太らない人の違いはそこにありません。**お酒で太るかどうかは、「お酒を飲み過ぎてないか？」「お酒のせいで食べ過ぎてないか？」の2つになります。**

お酒を飲み過ぎると、アルコール分解のために肝臓に負担がかかります。これはイメージつきますよね。**肝臓は全ての代謝の中心になります。**炭水化物もタンパク質も脂質も、食べたものを体内で使える形にするには、肝臓がちゃんと働いている必要があるのです。肝臓が処理してくれないと、食べても体の栄養として利用できなくなります。その結果、エネルギー不足になって食べ過ぎてしまったり、体が代謝を落としてしまったりするのです。

また肝臓は食べ物が体内にない時間、血糖値を維持するために頑張って働いています。食べたときに溜め込んでいた糖分（グリコーゲン）を分解して血糖に使ったり、タンパク質や脂質から糖を作り出して血糖値を維持（糖新生）したりするときに、肝臓が関わっているのです。

お酒を飲み過ぎると、肝臓の働きが悪くなってしまって、血糖値が維持されず低血糖になってしまいます。その結果、自律神経とホルモンのバランスが崩れてしまって食欲が乱れて食べ過ぎてしまうのです。

お酒を飲み過ぎた翌日「お腹には食べ物が入っている気がするけど、何か食べたい」となった経験はないでしょうか？　それは、前日に食べたものは消化できてないけど、アルコールによって血糖値の維持ができずに低血糖になってしまっている可能性が高いです。その結果、自律神経とホルモンのバランスが崩れて食欲が乱れ、余計なものを食べてしまうのです。ちなみに私は、お酒を飲み過ぎた翌日は、朝からラーメンや菓子パンなどのジャンクなものを食べたくなります。

またお酒を飲むと、人間の理性をつかさどる「前頭葉」と呼ばれる部分の働きが悪くなります。「あんまり覚えてないけど、なんであんなことしたんだろう……」とお酒を飲んでいるときの出来事を後悔した記憶はないでしょうか？　それは、アルコールによって脳の働きが悪くなって、理性が利かなくなったから起こる現象なのです。食欲に関しても、「これ以上は食べ過ぎだから食べない方がいい」「この時間のラーメンは太るから我慢」といった冷静な判断ができずに食べ過ぎてしまうのです。

さらに、お酒を飲むと睡眠の質も悪くなります。適量以上のお酒を飲むと、「トイレが近くなって夜中に目が覚める」「睡眠時無呼吸症候群が悪化する」など、睡眠に悪影響を及ぼす可能性があります。アルコールには、利尿作用と筋肉弛緩《しかん》作用があるためです。*38

お酒によって過剰な排尿を抑えるホルモンが抑制されてしまうため、トイレの回数が多くなります。その結果、中途覚醒で目が覚めてしまうのです。またアルコールで喉回りの筋肉が弛緩すると、気道が狭くなって無呼吸の状態になってしまいます。そうなると、低酸素になって眠りが浅くなるのです。何度も話しているように、睡眠トラブルは自律神経とホルモンのバランスを崩して、食欲と代謝を乱します。

このように、アルコールによるダイエットへの影響は、お酒の種類というよりも、アルコールを摂取し過ぎることによる代謝の低下、食欲の乱れによる食べ過ぎによるものです。なので、ビールを飲もうが焼酎を飲もうが、飲み過ぎなければ問題ないし、飲み過ぎれば太ってしまう可能性が高いということになります。

14 ビールを飲む前にはおにぎりを食べなさい

お酒を飲むときに、太らないようにとご飯を抜く人は多いです。またお酒とお米は相性がよくないので、ご飯を食べないというのもあります。実際に私も、お酒を飲むときはご飯を食べたいと思いません。しかしダイエット的には、お酒を飲むときほどご飯を食べた方がやせやすくなるのです。

先にも話したように、お酒を飲むと肝臓がアルコールの分解のために働くので、血糖値が下がりやすくなります。低血糖になると、自律神経とホルモンのバランスが崩れて食べ過ぎてしまいます。これがアルコールで太ってしまうメカニズムの一つです。

「お酒を飲んだら締めのラーメン」「いやいや、私は締めは甘いスイーツ」という人は多いのではないでしょうか？　この現象を引き起こしているのが、アルコールによる低血糖なのです。お酒を飲んで血糖値が下がった結果、体は糖分を欲してラーメンやスイーツなど糖質たっぷりの食べ物を食べたくなります。

こうした余計な食べ過ぎを避けるためにも、お酒を飲むときほど炭水化物を食べた方がいいのです。炭水化物で糖分を補給しておけば、お酒による低血糖が予防でき、締めのラーメンなどを欲さなくなります。ただ、先に述べたようにお酒のお供として炭水化物は、あまり合わないことが多いです。なので、お酒を飲む前に炭水化物を食べておくことで、お酒による低血糖を防ぐことができます。

このように、アルコールで生じる低血糖を予防して食べ過ぎを防ぐためにも、お酒を飲む前にはおにぎりを食べるのがダイエット的には正解になるのです。

15 夜遅くにご飯を食べるならコレをやれ

「食べてすぐ寝ると豚になる」と言われた経験はないでしょうか？　これは「食べてすぐ寝ると牛になる」ということわざから作られたものだと思いますが、「食べてすぐに寝ると太る」という意味を指しています。午後よりも午前の食事量を増やした方がやせやすくなる可能性が高いという論文もあります。*39

しかし実際には、夜遅くに食べても太らない方法はあります。それは、「お腹具合を感じる」ということです。夜遅くに食べると太る理由は、トータルの摂取カロリーが増えることにあります。夜は脳が疲れていており、お酒と一緒に食事をしてアルコールの影響で食欲が乱れたりして食べ過ぎてしまうのです。もちろん、食事前にリフレッシュして脳の疲労を回復させたり、お酒を飲まなかったりすれば食べ過ぎを防ぐこともできます。ただそれでも、夜遅くだと食べ過ぎてしまう可能性は高いでしょう。

夜遅くに食べても太らないためには、翌日に起こる自然の調整に従うことです。通常、食べ過ぎたらエネルギーが余っているため、ホルモンの影響で翌日はお腹が空かずに食べる量が減ります。食べ過ぎた分が勝手に調整されるわけです。たとえ前日に食べ過ぎても、その分だけ翌日に食べる量が減ればトータルのカロリーはオーバーしないので太りません。

「夜遅くは脂肪に変わりやすい」という話を聞いたことがあるかもしれませんが、「夜遅くでも朝早くでも、食べ過ぎれば太るし食べ過ぎなければ太らない、ただ夜は食べ過ぎてしまいやすい」というのが真実であり、夜遅くに食べ過ぎても翌日に調整されれば太ることはないのです。

なので、夜遅くにご飯を食べるなら、翌日はいつも通り食べるのではなく、お腹具合に合わせて食べるようにしてください。

16 ミネラルウォーターを一日1・5リットル飲む

ＳＮＳやネットを見ていると「水は2リットル以上飲みなさい」という情報がたくさんあります。確かに、水は全ての細胞の活動に必要なものですし、特に女性は水分を摂取しない傾向にあるので、水を飲むことを意識するのはダイエットにおいても大切です。ただ正直、一日で2リットルや3リットルは飲み過ぎです。

人間の体に必要な飲み水から補う必要がある水分量は一日約1・5リットルです。*[40] 一日の水分の排泄《はいせつ》量は約2・5リットルであり、食事から1リットルの水分が補われ、食べ物を代謝する過程で水分が0・3リットル作られる（代謝水）ので、不足分の1・3リットルを水から補わなければいけないことになります。

水分の摂取量が足りないと、いわゆる脱水状態になってしまって細胞が正常に活動できなくなります。つまり、代謝が悪くなるのです。また喉の渇きは、食欲と勘違いされやすく、本当は水を飲みたいだけなのに、無駄に食べてカロリーオーバーになってしまうこともあります。つまり、水を飲まないと代謝も食欲も乱れてしまうのです。そして、逆に水を飲み過ぎるのも問題であり、体が水分を処理できずにむくんで体重が増えてしまいます。

こうしたことからも、水は必要な分だけ飲むことが大切になります。その最適な量が1・5リットルなのです。

こうしたことから、やせたいのであればミネラルウォーターを一日1・5リットル飲むことをお勧めします。

17　糖質制限は太る

「糖質制限は太る食事法です」と言うと、どう感じるでしょうか？　おそらく大半の人は「そんなことないだろ」と思うはずです。しかし残念ながら、糖質制限は太る食事法といって間違いありません。実際、私の元には糖質制限をしたばかりに太ってしまった人が何百人と相談に来られています。

糖質制限をすると、体内に蓄積されている糖分（グリコーゲン）が抜けるため、1〜2週間で体重が2〜3kg落ちます。また主食を食べなくなるので、結果的にトータルカロリーが減って、数カ月かけてさらに体重が減ります。つまり、糖質制限で体重が減るというのは事実です。ただこの体重減少は一時的なものであり、最終的にはリバウンドして体重が元以上に増えてしまうのが現状になります。

糖質制限によって炭水化物を抜くと、血糖値が下がりやすくなってしまいます。もちろん、体には糖分を摂らなくても血糖値を維持する仕組み（糖新生）があるので、最低限の血糖値は維持されます。しかし、この血糖値を維持する仕組みには自律神経が関わっており、過度に使い過ぎると自律神経のバランスが崩れてしまうことになります。

また糖分は体の主なエネルギー源です。**いくら脂質でカロリーを補っても、糖分が不足していると体はエネルギー不足と判断します。エネルギー不足の状態になると、代謝に関わる甲状腺ホルモンが減って、体は省エネ状態になります。さらに、エネルギー不足は食欲増進を招いて過食を引き起こすことになります。**代謝が下がって過食をした結果、リバウンドしてしまうというわけです。

しかも、甘いものが好きな人が糖質制限のために甘いものを禁止にすると、甘いものへの欲求が強くなって、結局は反動で甘いものを食べ過ぎてしまうのです。これを心理学の用語で**「心理的リアクタンス」**といいます。心理的リアクタンスとは、何かを禁止にすると、反動でそれに対する欲求が強くなる現象のことをいいます。糖質制限をすると、糖質を食べたらダメだという思考が、逆に糖質への欲求を強めてしまうのです。

このように、糖質制限は一時的な体重減少は得られるけど、最終的には太ってしまう食事法だということを知っておいてください。

18 ポッコリお腹の原因は○○にあった

飢餓の状態にある子どものお腹と言われてイメージできるでしょうか？　手足は細いのに、お腹だけがポッコリ出ている状態です。ダイエットをしている人には、栄養失調でお腹が出ている子どもと同じように「体重は軽いのにお腹だけがポッコリ出ている」と悩んでいる人も少なくありません。お腹だけ出てしまう原因は人によってさまざまです。

例えば、飢餓状態であれば栄養不足が原因でお腹だけが出ます。また姿勢が悪いせいでポッコリお腹になっている人もいます。ただ中には、ダイエットによいと思って毎日食べている食べ物がポッコリお腹の原因となっている可能性があります。

そのポッコリお腹の原因となる食品が「納豆」です。納豆は手軽に食べられるし、発酵食品であるため腸内環境にもよく、カロリーも高くないためダイエット食として人気があります。実際、食事指導をしている中で、毎朝納豆を食べている人は少なくありません。

ただ残念ながら、この納豆が原因でポッコリお腹になっている人も多いのです。**実は大豆製品と発酵食品は、腸内のガスを異常に増やしてしまう原因となる組み合わせになります。**もちろん、過剰に食べなければ問題ありませんし、人によっては納豆を食べても全く問題にならない人もいます。

大豆製品や発酵食品で異常にガスが発生してしまう状態を**「ＳＩＢＯ（小腸内細菌増殖症）」**といいます[41、42]。ＳＩＢＯの診断は難しいですし、私は医者ではないので診断はできません。しかし、ＳＩＢＯのように大豆製品や発酵食品を食べることでガスが発生してポッコリお腹やガス溜まり、便秘などになっている人は多いと感じています。実際、納豆を減らすことでポッコリお腹が解消する人が多く、SNSでSIBOに関する投稿をしたところ、多くの人からコメントやＤＭで「納豆をやめたらお腹がスッキリしました」という報告を受けました。

納豆を食べたらダメということではありませんが、何気なく毎日食べていてポッコリお腹で悩んでいるなら、ぜひ一度納豆を減らして変化があるかを確認してみてください。

19 パンとウインナーの組み合わせはNG

子どもの頃、旅行先のホテルの朝食バイキングで、パンやウインナー、ベーコンが食べ放題であることに、とても興奮していたのを覚えています。私の子どもも、朝食バイキングに行くと喜んでパンやウインナーをお皿に載せて運んできます。子どもにとって、パンとウインナーの組み合わせは嬉しい朝食の一つとして挙げられるのではないかと思います。しかし残念ながら、この組み合わせは太る原因といえるのです。パンとウインナーの組み合わせは、満足感が低い上にハイカロリーであり、さらに食欲が刺激されやすいため、カロリーオーバーになりやすいのです。

まず、ご飯と比べてパンには脂質が多く入っています。ご飯100g当たりの脂質は0.3gとほとんどゼロに近いのに対して、食パンには約3gの脂質が含まれています。またウインナーをはじめとした加工肉は、想像している以上に脂質が多いです。ウインナーは

1本で約20gですが、その1本に脂質は約5gも入っています。成人女性の1食当たりの最適な脂質量は、一日のトータル摂取カロリーが1700kcal、脂質の割合を20%とすると、1食当たり約10gになります。食パン1枚とウインナー2本を食べると、脂質の量が13gとなってそれだけで1食の適量を超えてしまうのです。

またパンはご飯と違って水分量が少ないため、満足感が低い上に腹持ちが悪く、すぐにお腹が空いてしまいます。そしてウインナーをはじめとした加工肉は、味が濃く味覚を鈍らせることで食欲を乱しやすい食品になります。

こうした理由から、朝食でパンとウインナーという組み合わせは太りやすいといえるのです。もしパンを食べるのであれば、ウインナーは避けて卵と組み合わせて、サラダや野菜スープなどを付け合わせると、カロリーも抑えられて満足感も高くなるのでお勧めです。

毎朝パンという人は、ぜひ明日から食べ合わせるものを意識してみてください。

第2章

心理——食べたいものを食べて心を満たすほうが太らない

20 ケーキを食べたければ夕食の3〜5時間前に食べなさい

「ケーキ食べながらでもやせるのは難しいですよね？」

約3年前にインスタにこんなコメントをもらいました。これを見て「そりゃそうだろう……」と思いましたか？　おそらく、ダイエットしている人であれば、そう感じるはずです。ただ私は「普通に毎日食べながらでもいけるでしょ」と考えました。

そこで、毎日3食の食事と別にケーキを1つ食べる生活を1カ月やって体重が増えるかを実験したのですが、結果は全く増えませんでした。お酒もいつも通り飲みながら、特に運動を増やすこともせずに毎日ケーキを1つ食べても全く太らなかったのです。これを、私だから特別と考えるかもしれませんが、太らない食べ方さえ知っていれば、太らずに毎日ケーキを食べることはできます。

ケーキなどのハイカロリーなものを食べても太らないコツは、トータルカロリーを上げないことです。毎日ケーキを食べても、トータルのカロリーが増えなければ太りません。

ここで、「じゃあケーキの分を食事で調整しないといけないの?」という疑問をもったはずです。そうなのですが、それは意図的な調整ではなく、自然に調整されるように工夫をするのです。

通常、ケーキを食べればその分だけ次の食事でお腹が空かなくなります。例えば、ケーキはおおよそ350kcalありますが、お昼のおやつでショートケーキを食べると、夕食や翌日の朝の食事でお腹が空かないので、350kcal分少なくて済むようになります。

「いやいや、私はそんなことない。ケーキを食べても夕食もいつも通り食べる」という人もいるでしょう。それはケーキや夕食の食べ方に問題があります。

例えば、ケーキを13時などの早い時間に食べて夕食が20時になれば、時間が空いているので夕食時にお腹が空くのは当然です。そのため、間食としてケーキを食べるときは、15時など夕食に近い時間にしたり、夕食を18時など早い時間にしたりすることが大切になります。夜遅く食べる弊害の一つは、前回の食事で食べ過ぎても時間が空くから、自然の調整が起こらずにカロリーオーバーになることです。**なので、「ケーキを食べる時間を夕食に近い時間にする」「夕食を早めにする」というのは、ケーキを食べても太らないポイン**

トになります。

また、ケーキのせいでお腹が空いてないのに、用意されたからと夕食をいつも通り食べるのも問題です。通常、おやつでケーキを食べたら、カロリーを摂ることになるので夕食時にお腹が空きにくくなっています。それを感じることなく何も考えずにいつも通り食べてしまうと、体が発している「これ以上は食べる必要ないよ」というサイン（ホメオスタシス）を無視してしまうことになるのです。

このように、ケーキを食べながらダイエットをしたいのであれば、ケーキを食べた後の食事や翌日は特にお腹具合を意識して食事をするようにしましょう。食事の前に「本当にお腹空いているかな？」と問いかければ、ケーキを食べた分は自然と調整されて太らなくなります。

21 太らない「焼肉食べ放題」の極意

ケーキに続いて相談が多いのが、焼肉などの「食べ放題」です。「明日、焼肉食べ放題に行くんですがどうしたらいいですか？」「ケーキ食べ放題に行くのですが、太らない方法ありますか？」など、この手の相談は、ＳＮＳのＤＭに毎週末のように届きます。

はっきり言いますが、食べ放題に行っても太りません。もしそれで太るなら、問題なのは食べ放題ではなく、あなた自身の食べ方にあります。正直、太らない人は毎日食べ放題に行っても太りませんし、私は毎日食べ放題に行っても太らない自信があります。それは、食べ放題で太らない食べ方を熟知しているからなんです。

まず、食べ放題の前に食事量を調整するのはやめてください。「夕食で焼肉食べ放題だから朝昼は断食する」といった調整です。食べ放題に行く前に調整したい気持ちはわかります。「せっかくの食べ放題だし、たくさん食べたいけど太りたくない」と考えるのは普通です。ただよく考えてください。**この思考が「食べ過ぎる前提」になっているのは理解できるでしょうか？**

通常、やせている人の大半は、食べ放題で怖がることもないし、意気込むこともありません。いつもの食事と同じように、自分が満足できるだけ食べて終わります。もちろん、いつもより多少は食べ過ぎるかもしれませんが、「せっかくの食べ放題だから」みたいに、気合を入れて食べることはありません。食べ放題だからとはいえ食べ過ぎる必要はないのです。ただ、食べ過ぎる前提で朝食や昼食を抜いてしまうと、食べ放題のときに必要以上に食べ過ぎてしまいます。朝昼を抜いて体にエネルギーが不足しているため、「たくさん食べないとエネルギーが足りない」と、自律神経とホルモンが反応して食欲を強めるのです。その状態で食べ放題に行った結果、食べ過ぎてしまうのです。

そうではなく、朝も昼もいつも通り食べて、食べ放題でも適量もしくは少し多いくらいで自然と終われるのが、やせる食べ方になります。

さらに、焼肉のときは食べ過ぎを防ぐ食べ方があります。それはご飯物を先に食べることです。ビビンバなどのご飯物を最初に食べて、その後にサラダを食べた後にお肉を食べることで食べ過ぎが防げます。**ご飯を先に食べることで血糖値を上げて満足感を高めることにつながるためです。**

焼肉というとご飯物を食べない人が多いです。特に糖質制限をしている、またはお酒を飲む人はご飯を食べません。もしくは「せっかくの食べ放題だから」と、あえてご飯を抜いてお肉をたくさん食べる人も多いはずです。しかし、お肉だけだと血糖値が上がらずに量を食べて胃を膨らまさないと満足できないようになります。また、お肉で一時的にお腹を膨らませても、血糖値が上がってないため、帰りにアイスなどの甘いものを買って帰る人も多いです。ただそれだと、カロリーオーバーになって太りやすくなってしまいます。

そうしたことを避けるためにも、焼肉食べ放題のときはご飯物から食べるようにしてください。ご飯を食べることで血糖値を上げ、サラダを食べて胃の満足感を高めておけば、お肉を必要以上に食べなくなります。

「せっかくの焼肉なのにもったいない」と感じるかもしれませんが、焼肉食べ放題を楽しみながらやせるためにも、この「ご飯物↓サラダ↓お肉」という食べ方は実践してみてください。

22 カロリー計算はストレスを生み、リバウンドにつながる

本屋のダイエットコーナーを見ると、以前と違ってカロリー制限よりも糖質制限の本が圧倒的に多くなりました。ただそれでも、カロリー制限の本もたくさん置いてありますし、ダイエットしている人の多くはカロリー計算をしています。

カロリー制限の理論は、自分が消費できるカロリーを計算して、それ以上食べないように食事量を抑えればやせるというものです。消費カロリーは、基礎代謝量と活動代謝、食事誘発性熱産生で構成されており、最近ではネットで簡単な情報を入力すると自動で計算されます。

何度も話しているように、カロリーの収支で体重が決まるというのは私も賛成です。ただ、カロリーを計算して意図的にアンダーカロリー（摂取カロリー＜消費カロリー）を作ってやせようとするのはお勧めしません。

実際、私の生徒さんはカロリー計算をせずにやせていっていますし、カロリー計算をやめてやせ始めたという人も少なくありません。「食欲コントロール法」的には、カロリー計算をしない方がやせやすくなるのです。

そもそも、カロリーは正確に計算することができません。例えば、食品に表示されているカロリーの値には20%の誤差が認められています。１０００kcalと書いてあれば、８００kcalかもしれませんし、１２００kcalかもしれないのです。また、ネットなどで計算できる消費カロリーも非常に曖昧です。つまり、一生懸命カロリーを計算しても、摂取カロリーも消費カロリーも正確には計算できないということになります。

そうした曖昧なカロリーを計算し、気にしていると食欲が乱れるのです。例えば、一日の摂取カロリーを１５００kcalに設定していたとします。夕食までに１３００kcal食べて満足できたときに「今日はあと２００kcal余っているから、お腹空いてないけど食べよう」という思考になりやすいです。お腹が空いていないということは、体の中では十分なエネルギーが余っている可能性が高く、そこから食べるとカロリーオーバーで太ってしまいます。

また逆に、「今日はもう１５００kcal食べたから、お腹空いているけど我慢しよう」ということもあります。ただ実際は、体には十分なカロリーが満たされていない可能性が高く、カロリー計算の数値を頼りに我慢すると、反動で食べ過ぎてしまうことにつながるのです。

その結果、抑えた以上に食べ過ぎてカロリーオーバーになります。

しかも、カロリー計算をしていると、「いちいち面倒」「食べたいのに食べられない」というストレスも溜まりやすくなります。ストレスが溜まると、コルチゾールと呼ばれる食欲を強めるホルモンが作られます。毎日カロリー計算をしてコルチゾールを溜め込んでいると、食欲が乱れて食べ過ぎてしまうのです。

このように、カロリー計算は不正確かつ無駄食い、反動食いを招き、さらにストレス食いを招く可能性があります。序章でお話ししたように、人間の体にはカロリー計算よりも正確にエネルギーの状態で食欲を調整してくれる機能が備わっているので、その機能を最大限に発揮できるようにすることが大切なのです。

23 食事制限は禁止

インスタでダイエットしている人の食事内容を見ると、いわゆる「インスタ映え」する写真が並んでいますよね。彩りがよく、糖質を意識してご飯は減らし気味で脂肪が少ない鶏のささ身肉、もしくはサラダチキンに海藻類やキノコ類といった水溶性食物繊維が豊富なサラダ、おやつはオートミールで作ったヘルシーなクッキー、インスタを見ると、すごく凝った食事で頑張っている人ばかりに見えます。YouTubeを見ると、1週間で5kg、1カ月で7kgやせたなどの動画がたくさんあり、中身を見ると「お菓子と揚げ物は全く食べない」「18時以降は食べるの禁止」「ご飯は1食100g以内」といった情報ばかりです。

こうした情報があふれている中で「ダイエットで食事制限は禁止」と言うと、どう感じるでしょうか?

ただ、ダイエットでは食事制限をしてはいけないのが現実になります。理由は明確で、人間は禁止にすると逆に食べたくなるという特性をもっているからです。これは先ほども出てきた心理学用語で、「心理的リアクタンス」といいます。*43

「パンは太る」「お菓子は食べたらダメ」「ラーメンは絶対に禁止」という情報を見て食事制限をするとします。そうすると、心理的リアクタンスによってパンやお菓子、ラーメンが異常に食べたくなるのです。その結果、普段は我慢できていても、寝不足やストレスなどが重なると食欲が爆発して、普段我慢している分だけ反動で食べ過ぎて太ってしまいます。しかも、食べ過ぎた経験がその禁止にしている食べ物への苦手意識を高めて、さらに禁止を強めてしまうという悪循環に入るのです。

さらに不思議なことに、食べ物を禁止にすると「制限した食べ物を好き」と思い込んでしまうことも少なくありません。例えば、菓子パンは太るから禁止としたときに「私は菓子パンが好きだけどダイエット中だから食べられない」となるのです。

これは心理的リアクタンスの影響であることが多く、食事制限をやめて食べてみると、「禁止にしていたときはめちゃくちゃ食べたいと思っていたけど、実はそこまで好きではなかった」となるケースがほとんどです。私の生徒さんにも、最初に「好きだけど我慢しているもの」を尋ねたとき「菓子パン」と答えていた人が、食欲をコントロールした後は「あの頃はなんであんなに菓子パンを食べたいと思っていたのかが不思議です」と言われる方がたくさんいます。

このように、食事制限は反動による過食と、ジャンクな食べ物に対する不必要な抵抗感を作って結局やせにくさを作ってしまうので、やるべきではないのです。

24 糖質量は気にしなくていい

ライザップがはやってから、「ダイエットといえば糖質制限」というイメージが一般的になっているのではないでしょうか？「糖質制限は必要ない」「糖質制限はやり過ぎると危険」と考えている人でも、糖質の量はある程度気にして減らしているように感じています。しかし実際には、やせたいなら糖質量は気にせずに食べるが正解です。

第1章で述べたように、やせるための黄金バランスは「タンパク質（P）：脂質（F）：炭水化物（C）＝20：20：60」になります。炭水化物を全体の半分以上にすると、満足感を得ながら食事のトータルカロリーを下げることができるのです。私の経験上、ダイエット中の人で、糖質量が多すぎる人はほぼ見たことがありません。もちろん、何も気にせずに朝から菓子パン、昼はラーメンにチャーハン、間食でスイーツ、夕食はパスタといった食事をしている人は糖質過多なので、糖質量を意識すべきです。ただ大半の人は、糖質は過多ではなく不足しているのが現状になります。

実際、農林水産省の報告によると、国民1人、1年当たりの米の消費量は、1962年度の118・3kgをピークに年々、減少傾向にあります。1990年度には70・0kg、2005年度には61・4kg、2018年度には53・5kgまで減少しています。[*44]

1年間で54kgとは、1カ月で4・5kg、一日150gです（お米一合の量）。これは炊飯すると約350gです。平均的な日本人の成人女性に必要なご飯の量は炊飯後で450g／日です。もちろん、パンやパスタなどで補っている部分もありますが、医薬基盤・健康・栄養研究所の報告でも、1946年は日本人のトータルカロリーの80・6%が炭水化物であったのに対して、2000年に57・5%にまで減っているのです。[*45] 逆に脂質は、1946年が7%だったのに対して、2000年は26・5%にまで増えています。この脂質7%は少なすぎますが、とにかく日本人の炭水化物摂取量は減っているということです。

特にダイエットしている人には、糖質を気にして糖質量が不足している人が多いと感じており、やせるために気にすべきは糖質量ではなく脂質量だと考えています。むしろ糖質は不足しており、気にせずに食べた方が栄養バランスも整い、自然とトータルカロリーも下がってやせやすくなるのが現状です。

25 こんな人は間食するとやせる

「やせたいなら間食をした方がよい」というと、「そんなことないでしょ」と感じる人が多いはずです。実際、間食するとトータルカロリーが増えやすくやせにくくなります。また間食というよりもダラダラ食べをすると、血糖値が常に高い状態となり、脂肪蓄積を促すインスリンが慢性的に作られ続けてやせにくくなるのです。ダラダラ食べは、インスリンが作られているのに効かない「インスリン抵抗性」という状態を招きます。

インスリン抵抗性は、体内で必要なインスリンは作られているにもかかわらず、働きが悪くなってしまっている状態です。そうなると、血糖値が下がらなかったり、インスリンが過剰に作られたりしてやせにくくなります。

一日中ソファーに座ってテレビを見ながらダラダラとポテトチップスを食べていると、こうしたカロリーオーバーやインスリン抵抗性の問題で太りますしやせるのは難しいでしょう。ただ、ダラダラ食べと間食は違い、間食をした方がやせる人も存在します。例えば、1食の量をたくさん食べてしまう人です。昼食を食べて晩ご飯まで時間があるため、お腹がペコペコになって夕食をがっついてたくさん食べてしまう人は少なくありません。その結果、急いで食べてしまい、腹八分目を通り越して食べ過ぎてしまうのです。こうした人は15時や16時に間食をすることで夕食の食べ過ぎを防げます。食事の間で空腹を作るのは大切ですが、過剰な空腹は食べ過ぎを招くので注意しなければいけないのです。

このとき、体内で何が起こっているかというと、「低血糖」になっている可能性が考えられます。食事から時間が空くことで血糖値の維持が難しくなり、低血糖になってしまうのです。低血糖になると、異常な空腹と共にイライラなどが起こり、ついつい早食いになって食べ過ぎることになります。

このように、腹八分目を超えて食べ過ぎてしまう人は、間食で低血糖を予防すると、トータルカロリーが抑えられてやせやすくなるのです。

ただ、間食は好きなものを食べてよいというわけではありません。お菓子やケーキ、菓子パンなどはカロリーも高いし、血糖値も不安定にするからです。砂糖や小麦粉がたっぷりのお菓子やケーキは、血糖値を急上昇させます。体は急に血糖値が上がると、血糖値を下げようとして大量にインスリンを作ります。その結果、急上昇した血糖値は急下降して低血糖になってしまうのです。こうした食べ物によって起こる低血糖を**「機能性低血糖」**といいます。間食で砂糖や小麦粉たっぷりの食品を食べると、結局は夕食前に低血糖になってしまうというわけです。

そうした問題を防ぐためにも、食間で食べるのは間食というよりも「補食」というイメージで食べることをお勧めします。食事での不足分を補うための間食です。可能であればおにぎりや果物を食べて、難しければ血糖値を保つためのラムネもよいです。糖分を補えて余計な砂糖が添加されていない食品であれば何でも問題ありません。

このように、1食をたくさん食べ過ぎてしまう人は、低血糖になっている可能性があるため、間食をして血糖値を安定させれば、トータルのカロリーが下がってやせることになります。

26 一日の食事の1割は、心を満たす甘いものにする

子どもの頃、食事の一品に果物やヨーグルトなどのデザートが付いていると、とても嬉しかったのを覚えています。私の子どもも、果物やヨーグルトがあると、箸の進み方が全然違います。また、外食でコース料理を頼むと、最後に出てくるスイーツがとても楽しみなのは、私だけではないはずです。

ダイエット中というと「スイーツなんかもっての外」と考えるのが一般的ではないかと思います。確かに、スイーツはカロリーも高いし、砂糖や小麦粉がたくさん入っているから血糖値を乱高下させるため、食べ過ぎはよくありません。ただ、好きなのであれば禁止にするよりも、上手く食事の中に取り入れた方がやせやすくなります。

食事には、体の栄養を満たすだけでなく、「心を満たす」という役割もあります。ご飯

や お肉、魚、卵、野菜などは体を動かしたり、筋肉を作ったりするための栄養を満たすものです。その一方で、ケーキなどの甘い食べ物は、あなたの心を満たしてくれます。

甘い食べ物は、脳の中で「セロトニン」というホルモンの分泌を促します。セロトニンは幸福感を作るホルモンです。「甘いものを食べていると幸せ」という人を見たことがあると思いますが、それは実際に甘いものがセロトニンの分泌を促すことが影響しています。またセロトニンは、食欲を抑える働きもあるため、セロトニンが作られると食べ過ぎを防ぐことにもつながるのです。

「ダイエット中だから甘いものは禁止」とすると、先ほど説明した「心理的リアクタンス」によって食べ過ぎが起こります。禁止にするのではなく、食事の一品に甘いものを加えると反動による食べ過ぎもなくなります。ただポイントは、心を満たす甘いものは、一日の食事の1割程度にするということです。


心を満たす甘いものが、全体の2割を超えてくると、体に必要な栄養が満たされなくなります。たまに、お菓子が食べたいから食事は抜いているという人もいますが、それでは栄養不足になってしまいます。

また甘いお菓子を食べ過ぎると、セロトニンだけでなく「ドーパミン」というホルモンも作られます。ドーパミンとは体を興奮させるホルモンであり、一時的な幸福感も作るのですが、食べ物に対して依存性を高めてしまうホルモンでもあるのです。ギャンブルなどの依存症には、このドーパミンが関係していることが明らかになっています。[*46] 心を満たすはずの甘いものが、食べ過ぎると幸福感を作るどころか、甘いものへの依存を作ることになりかねないのです。

こうした問題を防ぐためにも、心を満たす甘いものは、トータルカロリーの1割程度に抑えるようにしましょう。例えば、一日に2000kcal食べているなら、200kcal程度なら甘いものを食べてもよいし、甘いものを食べることで食事に対する満足感も高くなって食べ過ぎを防げます。

このように、体だけでなく心も満たしてやせるためにも、甘いものは禁止にせずに食事に上手く取り入れていきましょう。

27 甘いものに小さじ1杯のシナモン習慣

スターバックスなどのカフェに行くと、甘い香りが店内に広がっており、ついつい甘いスイーツを食べたくなった経験はないでしょうか？　その中でもひときわ目立つ香りを放っているのがシナモンです。シナモンは独特の香りで他の甘いものとは違い、甘いだけでなくエキゾチックな匂いであり、癖になる人も多いです。実はこうしたシナモンがダイエットの強い味方になるのです。

ダイエット中であれば、できる限り砂糖は減らしたいというのは誰もが考えていることだと思います。砂糖が多くなるとカロリーもオーバーしやすくなるし、血糖値も不安定になってやせにくくなります。ただ、コーヒーや飲み物、スイーツに甘みをつけたくなることもあるでしょうし、甘みをつけた方が満足感も高くなる人も多いはずです。そうしたときに、甘みとして砂糖ではなくシナモンを使うことをお勧めします。

シナモンであれば、砂糖のようにカロリーがあるわけでもなく、血糖値を変動させることもありません。むしろ、シナモンは血糖値を安定させることが明らかになっています。*47 またシナモンの香りは、自律神経に働きかけて体をリラックスさせると言われています。血糖値が安定して、自律神経のバランスもよくなれば、イライラもなくなってストレス食いを防ぐことにつながります。

また先ほど説明したように、食事には体だけでなく心を満たす役割もあります。シナモンは、ノンカロリーで血糖値を乱すことなく、心を満たしてくれる役割を果たしてくれます。

このように、飲み物や食べ物にもう少し甘みや刺激が欲しい場合は、砂糖を追加するのではなく、シナモンを振りかける習慣をつけてみてください。まだまだ全ての効果が解明されているわけではありませんが、現時点でわかっているだけでもシナモンにはダイエット効果が期待できますよ。

28 ダイエット系のSNSは見るな

あなたはダイエットの情報を探すとき、何を使っていますか？　本や雑誌、ネットの記事、YouTubeなど、人によってダイエット情報を仕入れる情報源は違うでしょう。最近であれば、TikTokでダイエット情報を得ている人も多いようです。ただそれでも、いまだに根強い人気があるのがインスタグラムです。

私もインスタを使って情報発信をしていますが、ダイエット情報を発信しているアカウントがたくさんあります。自分のダイエット記録を発信している人、私のように文字を使ってダイエットに関する知識を発信している人など、発信方法は人によって違いますが、とにかくダイエットに関する情報があふれています。ただ、こうしたインスタグラムのダイエット情報は見ない方がやせるといったら驚きますか？

インスタを見ない方がやせる理由はいくつかあります。まず、「情報が多すぎて混乱する」ということです。インスタを見たことがあればわかると思いますが、インスタ上にはダイエット情報が山ほどあります。「食べたら太る食べ物5選」「やせるために絶対にやりたい運動3選」「足やせしたいならコレをやれ」といった情報などです。

これらの情報が全て間違っていて見ない方がよい、というわけではありません。インスタのダイエット情報を見て実践してダイエットに成功した人もいるでしょう。ただ中には、情報を浴び過ぎてしまったせいで頭が混乱して食欲が乱れてしまっている人も多いのです。

例えば、フォローしているアカウントの人が、「ご飯を食べたら血糖値が上がってやせられない」という情報を出していたとします。それを見たら、「あっダイエット中ってご飯を食べたらダメなんだ」と思いますよね。その一方で別のフォローしているアカウントが「ご飯は低カロリーで食欲を安定させるからやせたいなら積極的に食べるべき」と発信しているのを見ると、「どっちが正しいんだろう」となりますよね。

こうしたさまざまなダイエット情報をインスタで見ていると、錯乱してしまうことになります。

脳は情報が入り過ぎると、ストレスが溜まって疲れます。これは「脳疲労」と呼ばれる状態です。SNSの情報を見過ぎて脳疲労になると、おでこの部分に当たる「前頭葉」の血流が滞ります。その結果、前頭葉の働きが悪くなってしまうのです。前頭葉の働きとは、理性になります。つまり、SNSの見過ぎは理性をなくすことにつながるわけです。

通常、脳は理性を働かせて食べ過ぎないようにしています。目の前にケーキがあるとき、「何となく食べたいけど、お腹空いてないしこれを食べるとカロリーオーバーになって太るからやめておこう」となるのは、前頭葉が理性を働かせているからです。ただ脳疲労が起こると、食欲を抑える働きが悪くなって食べ過ぎてしまうのです。

また、SNSで他の人のダイエット経過を見ると焦ってしまいますよね。例えば、一緒の時期にダイエットを始めた人がいて、自分は1kgしか減ってないのに、その人が順調に5kgとか落ちていたら「もっと頑張らないと」となるはずです。その焦りが、無理なダイエットとリバウンドにつながるのです。他にも、ダイエットをしている人は、いわゆるインスタ映えするような完璧な食事の投稿を見たら、「自分もこれくらいこだわらないといけないのか」となりますよね。これも焦りにつながります。

言っておきますが、インスタで見せている世界はその人の良い面だけです。インスタ上で完璧な食事をしている人も、裏では卵かけご飯など一般的な食事をしているという場合がほとんどになります。

また、順調にやせていっているような人でも、裏では反動による過食に悩んでいるという人も少なくありません。実際、私はインスタで何万フォロワーというフォロワーさんがいる人から過食の相談を受けたことがあります。「やせてフォロワーさんが増えたのは嬉しいけど、太れないというプレッシャーが強いし、過食しているなんて口が裂けても言えない……」と悩まれていました。しかもこうした相談は一人ではなく、これまでに数人から受けました。

このように、ＳＮＳは脳疲労や焦りを招いてダイエットを失敗に招きます。しかも、お手本にしようとしているのは、その人の一部の良い面だけなのです。ＳＮＳで情報を集めるのは悪いことではないのですが、付き合い方がものすごく大切になることは理解しておいてください。

29 ストレス食いははちみつレモンで解消

「会社で嫌なことがあってムシャクシャして食べ過ぎちゃった」

こんな経験はないでしょうか？　いわゆる「ストレス食い」という現象ですが、ダイエット中の人には、ストレス食いが原因でやせられなくなっている人も少なくありません。私自身、ムシャクシャして食べ過ぎることが多々あります。特に、ストレスが強い中でお酒を飲むと、さらに食欲が増してやけ食いをしてしまうのです。ストレス食いを防ぐためには、ポイントが3つあります。

・ストレスを逃がす

・ストレス耐性を強くする

・ストレスによる体のダメージを減らす

・ストレスを逃がす

これは何となくイメージがつくのではないかと思います。ストレスがあるときに食べると、そのストレスが体内で蓄積されて、その反動で食べ過ぎてしまいます。

少し脳内の話をすると、ストレスが溜まると、幸福感を得たり、食欲を抑えたりするセロトニンが減ります。こうしたとき、たくさん食べ物を食べると一時的にセロトニンが作られて幸福感を得られます。そのため、ストレスが蓄積されると食欲が強くなって食べ過ぎてしまうのです。

それを防ぐためには、食べる以外の活動でセロトニンを作る必要があります。**簡単にいうと、ストレス発散の矛先を食事から別のものに移すのです。**

例えば、運動や散歩、瞑想《めいそう》などはストレス解消方法として科学的に認められているものです。その一方で、ギャンブルやたばこ、酒、やけ食いはストレスを軽くしているように見えて、実際はストレス軽減効果がないどころか、ストレスを悪化させることがわかっています。

なので、仕事などでストレスが溜まり気味であるなら、運動や散歩、瞑想などでストレスを逃がすのがストレス食いを予防することにつながるのです。

・ストレス耐性を強くする

ストレス耐性を強くするというのは、つまり同じようなストレスがあってもダメージを受けにくくするということです。１００のストレスがあったとき、それを80に減らしたり、自分自身のストレス耐性を１２０などストレス以上に強くしたりするというイメージになります。

例えば、ストレスを感じるような考え方を変えるのは、ストレスを減らす有効な手段です。同じ上司から同じように厳しく指導されても、「よし頑張るぞ」と奮起する人もいれば「なんでこんなに自分はダメなんだろう」と落ち込む人もいます。この違いは、ストレスではなく怒られたことに対する考え方の違いになります。

こうしたストレス事に対する考え方を変えることはストレス耐性を強くしてストレス食いを減らすことになります。

また体力がつくとストレスを受けにくい体になります。体力がつくということは、自律神経が鍛えられるということです。体力がつくと多少のことでは心拍数が乱れにくくなります。心拍数の乱れは自律神経の弱さを表す指標になるため、体力がついて心拍数が乱れにくくなるのは、イコール自律神経が強くなるといえます。自律神経の働きが弱いとストレスを強く感じるようになるため、運動して体力がつけば、ストレスを感じにくくなるのです。

そのため、運動をして体力をつけることはストレス食い予防に有効になります。

・ストレスによる体のダメージを減らす

ストレスがあると、体は大きなダメージを受けることになります。そしてそのダメージによってストレス食いが招かれていることも少なくありません。

例えば、慢性的にストレスを受け続けると血糖値が下がりやすくなります。ストレスはエネルギーを消耗しますし、血糖値を維持する「副腎」という臓器の働きを悪くするためです。

そして、ストレスで低血糖になると、エネルギー不足になって食欲が増して食べ過ぎてしまうことになります。

そこで、血糖値をコントロールすることで、低血糖による食欲を抑えることが大切です。

具体的には、朝からはちみつをティースプーン1杯舐めると、日中の血糖値が安定しやすくなります。はちみつに含まれる果糖とブドウ糖が血糖値を安定させてくれるのです。

また眠りが浅い人は、寝る前にはちみつを舐めると睡眠の質がよくなります。睡眠の質は血糖値の安定に大きく影響しており、寝る前のはちみつで睡眠の質が高くなると、翌日の血糖値が安定して食欲が乱れにくくなるのです。

このように、ストレスが強い場合は、ストレスによって起こる低血糖を防ぐために、寝る前と朝にティースプーン1杯のはちみつを舐めるようにしましょう。

ちなみに私は、はちみつにレモン果汁を入れて炭酸水で割ってはちみつレモンとして飲んでいますが、味も美味しくて私だけでなく小学3年生の娘もお気に入りになっています。

30 唐揚げは控える

熊本に「フジイの唐あげ」という唐揚げ屋さんがあります。非常に美味《おい》しくて人気がある唐揚げで、私は車での移動中に目に入ると、ついつい買ってしまう癖があります。中でも、とり皮の唐揚げ（ポッポチップス）は絶品で、必ずと言っていいほど唐揚げに追加して注文してしまいます。

そんな唐揚げですが、ダイエット的にはできる限り控えた方がいいです。**揚げ物は油が多くてカロリーが高いですし、食欲や代謝を乱して太りやすい体を作るためです。**

唐揚げはあなたが想像しているよりもカロリーが高い食べ物になります。例えば、ご飯は100gで168kcalなのに対して、唐揚げは同じ100gで約300kcalにもなります。つまり、同じ量なのにカロリーが2倍以上あるのです。また、唐揚げには糖質が含まれていないため、血糖値が上がらずに満足感が得られにくいです。その結果、ただでさえカロリーが高いのに食べ過ぎてしまい、カロリーオーバーになってしまうのです。

さらに、唐揚げには脂質がたくさん入っています。具体的には、100gの皮つき唐揚げで約18gもの脂質が入っているのです。こうした高脂質食はインスリン抵抗性を招くことが明らかになっています。[*48]前述した通り、インスリン抵抗性になると、血糖コントロールは悪くなるし、インスリンが過剰に作られてしまい、太りやすくなります。簡単にいえば、脂肪によって糖分の処理能力が落ちてしまい、余った糖分が脂肪に変換されてしまうということです。また、揚げ物を食べ過ぎると体内で炎症が起こりやすくなります。体内で炎症が起こると、インスリン抵抗性はさらに悪化することになるのです。

このように、揚げ物は食欲と代謝を乱して、やせにくい体を作ることにつながるため、できる限り控えるようにしましょう。もちろん、禁止にしたら反動で食べ過ぎてしまうので、禁止ではなく日常的に何気なく食べることを避ければ問題ありません。

31 ダイエットに体重計は要らない

富永家には、結婚して7年間体重計がありませんでした。これは意識して置いてなかったわけでなく、私も妻も体重に興味がなかったためです。富永家に体重計が来たのは、ダイエット指導をしていて「あれ？　ダイエット指導しているのに体重計がないのはおかしいぞ」と思ったのがきっかけでした。ただ残念ながら、結局は体重計は使わなくなったのですが、これはなぜだかわかりますか？

ダイエット指導をしているのに体重計を使わなくなった理由は、主に3つあります。

- ・体重を量る意味がわからなくなった
- ・体重を量ることがストレスになっていた
- ・体重を量ると食欲が乱れる

・体重を量る意味がわからなくなった

今でこそオンラインでのダイエット指導がメインですが、数年前まではパーソナルトレーニングと食事改善を組み合わせたダイエット指導をしていました。その中で、来店される生徒さんにルーティンで体重を量っていたのですが、ある時にフッと気づいたことがありました。それは「来店される時間がバラバラだから、体重の信ぴょう性が低い」ということです。

人間の体重は一日の中で1～2kg前後変動します。例えば、汗をかいた後はその分だけ減ります。逆に、一日デスクワークで足がむくんだり、食べ過ぎてしまったりした後は、体重は増えます。その中でも、朝起きて一番の体重は条件がある程度統一されているため信ぴょう性が高いといえます。

来店されるたびに体重を量って記録しても、量る時間帯が違うので、増えている時間帯の日もあれば減っている時間帯の日もあって、体重変動の経過を追っても全く信ぴょう性がないことに気づいたというわけです。

その日から、来店された生徒さんの体重を量ることをやめました。

・体重を量ることがストレスになっていた

ここまで話したように、体重計に乗るならできる限り条件を一定させる必要があるので、朝一番に体重を量る必要があります。朝一であれば、ダイエットによる体重変化を確認するために有効です。ただ残念ながら、この朝一の体重測定もやめた方がよい人が多いのが現状になります。

理由は明確で、**体重計に毎日乗ることがストレスになるということです。**体重を毎日量るということは、毎日テストの結果が返ってくるようなものです。学生のとき、テスト結果が返ってくるとき、ドキドキしていた記憶はないでしょうか？　私は「今回は90点超えているかな」「もしかして100点かな」など、ドキドキして待っていました。体重計に乗るときも、「今日は減っているかな？」「増えていませんように……」など、乗る前に多少はドキドキしますよね。

これがテストみたいに頻繁でなければ問題にはなりません。ただ毎日となると、ストレスになってしまうのです。

しかも、残念ながら体重が期待通りに減っている可能性は低く、落胆することの方が多いはずです。人間の体重はズーッと減り続けることはないですし、全体的にやせてきていてもアップダウンをしながら減っていくからです。期待した通りに体重が減ってなければ落胆してストレスとなってしまうのは、もう経験済みだと思います。

・体重を量ると食欲が乱れる

体重を量るのがやめられないのは、パチンコに依存するのと同じと聞くと驚きますか？しかし実際には、体重測定をやめられないのとパチンコに依存するのは、脳の中では同じことが起こっているのです。

人間がギャンブルや薬物に依存するとき、脳の中で「ドーパミン」と呼ばれるホルモンが影響しています。ドーパミンは快楽を作り出すホルモンであり、ドーパミンが作られると幸福感を得られることになります。

ギャンブルは、こうしたドーパミンが刺激します。一時的にドーパミンが増えることは誰にでもあることで、日常的な小さな幸せを感じるためにも大切です。ただこれが繰り返しになると、どんどん依存していくのです。

パチンコに行ったことがある人は想像できると思いますが、パチンコに行く前は「今日は勝てるかもしれない」「今日勝ったら焼肉を食べに行こう」といった感じで期待しますよね。

実はこの期待することがドーパミンの分泌を促して、実際にパチンコで勝つとさらにドーパミンが分泌されて、脳内で「やっぱりパチンコは幸福感を高めてくれる」という認識をしてしまうのです。

その結果、ドーパミンによる幸福感を求めてやめられなくなるのです。

そしてこれの何が問題かというと、「ドーパミンは使うほど効き目が弱くなってくる」ということです。

例えば、最初は10のドーパミンで幸せを感じていたのに、やり続けると最終的に100のドーパミンが出ないと幸せを感じられなくなってしまうというイメージです。つまり、どんどん強い刺激を求めることになります。

こうなると、日常生活のちょっとした幸せが感じられなくなります。例えば、子どもの成長を嬉しく感じたり、美味しいものを食べたときに感動したりといったことがなくなるのです。

簡単にいうと、鈍感になってしまっているということです。

話はズレましたが、体重を量るのをやめられないのは、ギャンブル依存と同じメカニズムになります。量る前、量って減っていた数値でドーパミンが分泌されて、「今日はやせているかも」という期待で依存性がどんどん強くなっていくわけです。そうなると、ドーパミンに対する反応が鈍ってしまい、日常生活の全てにおいて幸せを感じにくくなります。その結果、「食べ物では味が濃いものじゃないと物足りない」「お腹をパンパンにするくらい詰め込まないと満足できない」という状態になってしまい、結果的に食べ過ぎて太ってしまうのです。

こうした理由から、体重は毎日量らない方がやせやすくなります。私はよく「体重計はかかと落としで壊しましょう」と言っていますが、これは冗談ではなく、本当に体重計を家からなくした方がよいという人が多いのが現状なんです。

32 レコーディングダイエットで「食べ過ぎた理由」を見つける

いきなりですが、「オタキング」と呼ばれている岡田斗司夫さんを知っているでしょうか？

プロデューサーであり実業家であり、多数の著書をもつ人物になります。私も好きで何冊か本を読みましたが、その中の『いつまでもデブと思うなよ』で紹介したダイエット法がレコーディングダイエットになります。

レコーディングダイエットとは、食べたものやカロリー、体重を記録するダイエット方法です。記録して客観的に自分の状況を確認することで、食べ過ぎてないかなどを把握することができます。また、どのような食事をすれば体重が減るかもわかるため、自分がやせる方法も把握できます。

岡田氏はこのレコーディングダイエットで30kgの減量に成功したと言われています。

現在、多くのダイエットアプリが開発されて、レコーディングダイエットが当たり前のような世の中になっています。ただ、多くの人は記録するものを間違えているせいで、ダイエットが上手くいっていないのが現状です。

一般的なレコーディングダイエットだと、基本的には食べたものと摂取カロリーを記録します。そして、自分の消費カロリーを計算して、それ以下になるように調整して減らすわけです。例えば、一日の消費カロリーが1800kcalで、レコーディングして2000kcal食べていたことがわかった場合、食事や間食で300kcalを減らしてアンダーカロリー（摂取1700kcal＜消費1800kcal）を目指してやせるという方法になります。正直、何も気にせずに食べ過ぎて太ってしまった人は、これをやるだけでも十分にやせます。何気なく食べていたものを意識することで、無理なく自然と食べる量が減るからです。ただ残念ながら、既にダイエットを頑張っている人はレコーディングダイエットをやっても失敗します。なぜなら「食べる量を減らした方がいいのはわかっているけど減らせない」「減らしてもやせない」という状況にあるからです。

つまり、レコーディングダイエットで記録して把握できることは、既にわかっているけど実践ができなくてやせられない人が多いということです。

じゃあ、レコーディングダイエットは意味がないのかというと、そうではありません。記録して比較することで、やせない原因を特定することができるからです。私自身、生徒さんにはレコーディングをして報告してもらいます。その記録を見ることで、やせない原因を特定していくのです。

例えば、レコーディングをしたら、明らかに食べ過ぎていることが明らかになったとします。次に考えるべきことは、「食べ過ぎないようにしよう」ではなく、「なぜ食べ過ぎてしまっているのか?」です。このなぜ食べ過ぎてしまっているのかを見つけるためにも、レコーディングが役立ちます。例えば、記録をすることで毎週火曜日と木曜日に食べ過ぎていたとします。レコーディングした記録を見ると、月曜日と水曜日の睡眠時間がいつもより1時間短いこともわかりました。そこで、「火曜日と木曜日は寝不足が原因で食べ過ぎているのではないか?」と予測するわけです。

他にも、毎週水曜日の夜に食べ過ぎていた人がいたとします。記録を見ると毎週水曜日は昼過ぎからイライラしていることが多く、さらに掘り下げると会議が昼休みに入っていることが明らかになりました。その場合、「会議が原因でストレスが溜まり、その結果夕食で食べ過ぎてしまっているのではないか?」と予測するわけです。

このような感じで、摂取カロリー以外も記録することで、なぜ摂取カロリーが増えているのかまで予測することができます。富永式のレコーディングダイエットは、カロリー調整というよりも、やせない原因を特定する方法になります。

太らない体作りのためには、レコーディングが大事になるのですが、何を記録するかが非常に重要になります。従来のレコーディングのようにカロリーや食事内容の記録では、結局は意図的な食事制限にしかならないからです。それでは意味がないどころか、逆に反動でリバウンドしてやせにくい体を作ってしまうことになるだけなのです。

こうしたことから、**レコーディングダイエットは、それ自体ではなく何を記録して、その情報から何を感じ取るかが重要になります。**

最後に、レコーディングで記録すべき内容をまとめておきます。全てが必要なわけではなく、個々人に合わせて関係性がありそうなものを記録すればよいです。

- 食事内容（間食も含めて）
- お腹具合（食べる前、食べた後を10段階で、0が空腹、10が満腹）
- 低血糖症状（眠気、脱力感、異常な空腹、イライラ）の有無、時間帯

・睡眠時間
・睡眠の質（夜間覚醒の有無、悪夢、歯ぎしり、朝の目覚め具合、日中の眠気）
・食べ過ぎの有無
・食べ過ぎる前の感情（イライラ、不安など）
・ストレス事（会社、家族など）
・不安事（将来のこと、お金のことなど）

これらを記録して、食べ過ぎる日などとの関係性を探していくことで、なぜやせないのかが明確になります。

33 一日5分の瞑想をする

AppleやYahoo!、メルカリといった会社は誰もが知っている企業だと思います。こうした大企業が社員の健康管理のために積極的に取り入れているのが「瞑想」になります。瞑想というと「難しそう……」「ヨガの人がやるもの」「怪しい」と感じる人も多いのではないでしょうか？　ただ近年は、先ほど挙げたような大企業でも健康管理に推奨され、さまざまな研究でも健康効果が証明されているのです。*49　瞑想は「マインドフルネス」とも言われ、マインドフルネスの第一人者であるジョン・カバットジン氏によると、「意図的に、今この瞬間に、評価や判断とは無縁の形に注意を払うこと」と定義されています。難しいですよね。

簡単にいえば、過去や未来のことは考えずに今の自分に意識を向ける行為になります。

例えば、仕事中に「今日の夕食は何かな」「帰ってから何しようかな」などを考えることはないでしょうか？　私は今に集中するのが本当に苦手で、いつも別のことを考えています。これは今に集中できておらず、過去や未来に意識が向いている状態になります。今に意識が向いていているのをマインドフルネスというのに対して、過去や未来に意識が向いている状態を**マインドレスネス**といいます。

マインドレスネスになると、食べ物にも集中できないため、無意識のうちに食べ過ぎてしまいます。例えば、夕食中に職場の嫌な人の話をされたら、その嫌な人のことを考えていると食事への集中力がなくなって、満足感が少なくなるのは想像できるはずです。そうなると、当然ながら通常の食事では満足できずに食べ過ぎてしまうことになり、その結果太りやすくなります。

瞑想をしてそのときの食事に集中できるようになると、食事への満足感が高くなり、1食を少量で終われるようになるのです。もちろん、瞑想でのストレス軽減による食欲抑制効果もあります。

このように、瞑想にはストレス食いを予防する効果があるのです。

第3章

習慣――
+1%の習慣で、二度と太らない体をつくる

34 昼食後に1杯のコーヒー

私が大好きな飲み物の一つに「コーヒー」があります。もう数年前からミルを使ってコーヒー豆から挽《ひ》いて飲んでいますが、朝にエメラルドマウンテン（豆の種類）の香りを嗅ぎながらする仕事の時間は本当に最高です。今は朝の6時ですが、いつものルーティンでコーヒーを飲みながらこの原稿を書いています。余談になりますが、私は朝に1杯、昼前に1杯、昼食後に1杯と一日3杯のコーヒーを飲んでいます。これ以上飲むと気持ち悪くなるので、この3杯が私の適量だと感じています。

さて、そのようなコーヒーですが、コーヒー好きには朗報です。**コーヒーには食欲を落ち着かせる効果があり、食べ過ぎを防ぐサポートをしてくれます。**特に昼食後のコーヒーはコーヒーの有害性を最小限にしながらトータルの摂取カロリーを減らすことにつながるのです。

アメリカのノースウェスタン大学ファインバーグ医学部予防医学助教授Marilyn Cornelisが行った小規模な臨床試験の研究によると、コーヒーには体内の代謝や食欲に関わる物質に影響することが明らかになっています。*50

その研究はコーヒーを飲む習慣があるフィンランドの成人男女47人を対象にした臨床試験で、次の3つをしてもらいました。

①コーヒーを飲まないで1カ月間過ごしてもらう
②次の1カ月間は一日4杯コーヒーを飲んでもらう
③また次の1カ月間は一日に8杯コーヒーを飲んでもらう

そして、733種の代謝物質の血中濃度を観察したところ、コーヒーを一日4〜8杯摂取すると115種の代謝物質の血中濃度が有意に変化することが明らかになったとのことです。その中に、食欲抑制や代謝アップに関わる物質が入っているのです。

コーヒーに関しては、まだまだ未知な部分が多いですが、今後も多くの健康効果が証明されていくのではないかと考えています。

そんなコーヒーの健康効果の一つとして「食欲抑制」が挙げられます。コーヒーの食欲抑制効果は、コーヒーに入っている「カフェイン」による影響が大きいと考えられます。

カフェインとは、コーヒー豆（各種コーヒー飲料）だけでなく、茶葉（緑茶、烏龍茶、紅茶）、カカオナッツ（ココア、チョコレート）、ガラナナッツ、コーラナッツ、マテ葉（マテ茶）などにも含まれている成分です。一般的に眠気覚ましなどで使われることが多いですが、疲労回復や体温上昇効果など、さまざまな健康効果が証明されています[*51]。

カフェインの作用の一つとして、自律神経を刺激するというものがあります。カフェインは自律神経の中でも交感神経を刺激して、体を活動状態にする作用をもっているのです。コーヒーを飲むと眠気が消えるのはこのためです。また交感神経を刺激すると、胃腸の活動が抑制されて食欲が落ち着きます。さらにコーヒーは香りだけでも、体に影響することもわかっています[*52]。

こうしたことから、昼食後にコーヒーを飲むと食欲が落ち着いて食べ過ぎを防ぐことになるのです。いつもお昼ご飯後に甘いスイーツが習慣になっている人は、チョコに手を伸ばす前に1杯のコーヒーを飲んでみてください。

このように、さまざまな健康効果が期待されるコーヒーですが、有害性についても触れておく必要があります。カフェインは体を興奮させる作用があるだけに、その弊害もたくさん挙げられています。カフェインによって起こる不調には次のようなものが挙げられます。

・知覚過敏
・イライラ、不安
・睡眠障害（入眠困難、中途覚醒、早朝覚醒）
・血圧上昇
・不整脈

ダイエット的には、睡眠障害への影響を考慮して、夕方以降は飲まないように指導することが多いです。カフェインの量に関しては、1回摂取量が200mg以内、一日摂取量が500mg以内であればカフェインによる有害性は心配ないとされています。*51 カフェイン200mgとはコーヒー約2杯、500mgだと約4・5杯になります。

ただカフェインによる影響は個人差も大きいため、2〜4杯であればそこまでカフェインによる有害性は心配しなくていいと考えています。

日常的にコーヒーを飲む人は、こうしたカフェインの有害性についても知っておくことが大切です。

35 朝のはちみつが食べ過ぎを防ぐ

私がほぼ毎日朝から食べる食べ物の一つに、はちみつがあります。そしてダイエット指導でも、多くの生徒さんにお勧めしているものでもあります。**朝からはちみつを摂ることで、一日の食欲が安定してやせやすくなるのです。**

食欲が乱れる大きな原因として、「低血糖」が挙げられます。血糖値が下がってしまうと、体はエネルギー不足という危機的な状況を脱するために食欲を刺激します。その結果、食べ過ぎてしまうのです。糖質制限がはやって血糖値が高い高血糖を問題視する人は多くなりましたが、食欲コントロールの面からも体の負担の面からも低血糖の方が問題になります。低血糖はエネルギー不足という命の危険性があるので、体は解消するために緊急で対応します。その緊急対応の一つが食欲の増進なんです。気づいていないのですが、日中に低血糖になって食べ過ぎている人は多いです。

はちみつには果物の甘みを作る果糖とブドウ糖がバランスよく含まれています。具体的には、はちみつの糖分の半分は果糖です[*53]。ブドウ糖だけだと血糖値が急上昇しやすくなるのですが、果糖が入っていることで血糖値が緩やかに上がります。実際、血糖値の上がりやすさを示す「GI（Glycemic Index）値」も、55以下が低GI値で血糖値が上がりにくい食品と言われているのですが、はちみつのGI値は32とされています[*54]。血糖値の急上昇を抑えながらも低血糖を防いでくれるのがはちみつなんです。

朝からはちみつを舐めると、その日一日の血糖値が安定しやすくなります。例えば、お昼前にイライラや脱力感、異常な空腹などの低血糖症状が出ている人が、朝からティースプーン1杯のはちみつを舐めることで、お昼前の低血糖症状が軽くなります。仕事中、イライラしやすい人には、知らない間に低血糖になっている人が多く、はちみつを舐めることで「仕事中のイライラがなくなりました」と報告される人が少なくありません。

低血糖になると、異常な空腹によって食べても食べても満足できないという状態になります。お昼前に低血糖になると、昼食を食べ過ぎてしまいますし、夕方に低血糖になると間食や夕食をたくさん食べ過ぎてしまいます。なので、低血糖症状を実感していて食べ過ぎている人には、朝からティースプーン1杯のはちみつをお勧めします。

また、はちみつによる体重減少効果を報告している論文もあります[*55]。マウスの実験なのですが、砂糖を与えたマウスと、はちみつを与えたマウスの体重を比較したところ、砂糖を与えたマウスは体重が増えた一方で、はちみつを与えたマウスは体重が増えなかったのです。それどころか、砂糖もはちみつも与えない対照群と比べて体重が少ない傾向にあったと報告されています。

つまり、はちみつは血糖値を緩やかに上昇させながら体に必要なエネルギーを補える上に、体重も増えにくい優れものだといえます。

さらに第1章でも述べましたが、寝る前にはちみつを舐めると睡眠の質が劇的に改善します。夜中に目覚めたり、歯ぎしりしたりして睡眠の質を下げる原因の一つに夜間低血糖が挙げられます。簡単にいうと、寝ているときに血糖値が下がってしまうのです。血糖値が下がった結果、血糖値を上げようと体は興奮してしまい、目が覚めたり、噛みしめが起こったりするのです。悪夢を見るのにも夜間低血糖が影響していると言われています。

寝る前のはちみつが夜間低血糖を改善し、睡眠の質を高めてくれるのですが、この睡眠の質の改善は、日中の血糖値の安定にも貢献するのです。

睡眠の質が低くなると、自律神経のバランスが悪くなってしまいます。また血糖値に関わるホルモンのバランスも崩れてしまうことで血糖値の変動が大きくなってしまうのです。[*56] 実際に血糖値を測ってみるとわかりますが、睡眠時間7時間と4時間のときでは、同じ時間に同じものを食べているのに、睡眠時間が4時間のときの方が血糖値が大きく変動します。また、睡眠時間が短いと低血糖にもなりやすいです。

寝不足のとき、食欲が乱れて食べ過ぎてしまいやすいのは、経験済みの人も多いのではないでしょうか？　一般的には、睡眠時間が短いと食欲を抑える「レプチン」が減ってしまうことで食欲が強くなって食べ過ぎてしまうと言われていますが、私が指導していて感じるのは、血糖値の変動も影響しているということです。

このように、はちみつは睡眠と血糖値に影響し、そして睡眠と血糖値は相互に影響しているため、はちみつはできるなら朝と夜にティースプーン1杯ずつ舐めることをお勧めします。

36 7時間以上寝るべき3つの理由

やせるために絶対的に優先した方がよいものを1つ挙げてください、と言われたときに間違いなく挙げるのが「睡眠」です。子どもの肥満に寝不足が影響していることはお話ししましたが、成人している人でも寝不足が影響してやせられない人はたくさんいます。大げさではなく、ダイエットが上手くいかない人の半数以上は睡眠が原因だと感じています。

寝不足になると、やせにくくなる理由は主に3つあります。

- ・食欲が乱れて食べ過ぎる
- ・代謝が下がってしまう
- ・活動量が減って消費カロリーが下がる

睡眠はダイエットの鍵となるので、一つ一つ丁寧に解説していきます。

・食欲が乱れて食べ過ぎる

ダイエット業界の中では有名な話ですが、睡眠時間が短くなると食欲が乱れて食べ過ぎてしまいます。その主な原因として、食欲に関わるホルモンバランスが崩れてしまうことが挙げられます。**食欲には主に「レプチン」と「グレリン」という2つのホルモンが関わっています。**レプチンは脂肪細胞で作られるホルモンであり、食欲を落ち着かせます。その一方でグレリンは、胃で作られるホルモンで食欲を強めます。つまり、レプチンが減ってグレリンが増えると食欲が乱れて食べ過ぎてしまうのです[*57、58]。

睡眠時間が短くなると、まさにこのホルモンの変化が起こります。寝不足の結果、レプチンが減ってグレリンが増え、食欲が増して食べ過ぎてしまいます。

また、寝不足だと疲労による食べ過ぎも起こります。人間は疲れが溜まると、それをごまかすために食べます。疲れて体がダルいときに、「今日はもういっか」と考えて食べ過ぎた経験はないでしょうか？　これは、疲労による食べ過ぎになります。さらに、先ほど述べた寝不足で起こる低血糖による食べ過ぎも起こります。

このように、寝不足になるとさまざまな理由から食欲が乱れて食べ過ぎることになるのです。

・代謝が下がってしまう

寝不足になると、食欲が乱れて摂取カロリーが増すだけでなく、代謝が下がって消費カロリーも低くなります。自律神経やホルモンのバランスが崩れて代謝が低くなるのです。

睡眠時間が短いと、体を緊張させる交感神経の働きが高くなります。交感神経が強くなると一時的には代謝が上がって消費カロリーが増すのですが、慢性的な寝不足になると交感神経が疲弊して最終的に代謝が下がるのです。寝不足で交感神経を使い過ぎて働きが悪くなるというイメージになります。

また寝不足になると「コルチゾール」というホルモンが作られます。このコルチゾールも適度であれば脂肪の分解を促してダイエットをサポートしてくれます。ただ、寝不足が慢性的になってコルチゾールが過剰に作られるようになると、筋肉は分解され脂肪分解は抑制されて代謝が悪くなるのです。*59

寝不足が続くと疲れやすくなるのには、代謝が悪くなっていることも関係しています。代謝が悪いということは、食べたものや脂肪からエネルギーが上手く作れないということです。つまり、しっかり食べてもエネルギー不足になりやすくなるということになります。

もちろん、エネルギー不足になると食欲も乱れて食べ過ぎることも増えます。このように、慢性的な寝不足が続くと代謝が落ちてやせにくくなるのです。

・活動量が減って消費カロリーが下がる

寝不足の翌日はテンションが上がって元気に過ごせるか、めちゃくちゃ疲れてダラダラ過ごすかのどちらかではないかと思います。睡眠時間が短いと交感神経が緊張して一時的な興奮状態になるか、交感神経よりも寝不足による疲労が強いと活動ができなくなります。テンションが高い状態であれば、翌日の消費カロリーは高くなる可能性があります。ただ、疲れを自覚しているなら、意識してなくても活動量が減って消費カロリーは下がります。

例えば、買い物に行くときに普段歩いて行く距離でも、疲れていると車を使いたくなるのは想像できるはずです。もしかしたら、買い物すら行かないようになるかもしれません。また、家の中でのちょっとした掃除や家事の動きも小さくなるなど、気づかないところでも活動量は減ります。

私も寝不足の日は、いつも立って作業をしているのですが、座ったり横になったりする時間が長くなります。ちょっとしたことですが、こうした行動の積み重ねがカロリーオーバーにつながるのです。

このように、寝不足は食欲と代謝という両面でダイエットにネガティブな影響を与えます。

それでは、やせたいなら睡眠時間はどれくらい取ればいいのかというと、平均して「7時間以上」が理想になります。もちろん、人によって最適な睡眠時間は違います。ただ、どれだけ短時間睡眠で問題ない人であっても、横になる時間は7時間は確保してほしいです。

自分に合った睡眠時間を見つけるためには、「寝起き具合」「日中の眠気」の2つを確認しましょう。6時間睡眠であっても、目覚めがバッチリで日中の眠気もなければ、睡眠は足りているといえます。ただ、カフェインを摂取しているなら、カフェインの作用でごまかされている可能性があるので注意してください。逆に、8時間以上寝ても寝起きが悪かったり日中に眠気があったりする場合は、睡眠時間が足りないか睡眠の質が悪いと考えましょう。

お昼過ぎの軽い眠気は生理的な反応として起こるため、問題視しなくてもいいです。しかし、午前中や夕方に眠気が起こる場合は、何かしら睡眠に問題があると考えてください。

とにかく、十分な睡眠を取ることは食欲と代謝を安定させ、ダイエットには欠かせないことですので、まずは何よりも7時間睡眠を目指すようにしましょう。眠れない人は、寝られなくても横になって重力の影響を取り除くだけでもいいのでやってみてください。

37 ガムは最高のやせ習慣

中学生の頃、当時付き合っていた人とデートをするときに、口臭を気にしてガムを噛みまくっていたのですが、このような経験をしたことがあるのは私だけではないはずです。当時から、「クロレッツ」のガムは男性と女性を起用して口臭予防の大切さをＣＭで流しており、少しでも女の子に嫌われたくない中学生男子の強い味方だったはずです。

そんな過去を思い出させるガムですが、今となってはダイエットを成功させるための強い味方になっています。昔は女性に嫌われないために活躍したガムが、今は私の仕事を強力にサポートしてくれているのは、たかだかガムかもしれませんが、感慨深いものがあります。

さて、ガムにはダイエット効果があるというのをご存じでしょうか？　ガムの効果については、研究報告されているものがいくつかあります。**日本咀嚼学会雑誌に掲載された論文に、咀嚼が食事によるインスリン分泌を減らしたと報告していたものがあります。**その研究では、健康な成人女性（19～25歳）を対象に、食前にチューインガムを噛ませて、血糖値の変動を測る「ブドウ糖負荷試験」を行ったところ、ガムを噛んだ人たちの方が食事によって作られるインスリンの分泌が少なかったという結果が報告されています。*60 この論文では、咀嚼が何かしら糖の代謝に影響を及ぼし、咀嚼することでインスリンの分泌を抑えてダイエット効果につながる、つまり「低インスリンダイエット」と同じ効果が期待できるのではないか？　と結論づけられています。

インスリンは過剰に分泌されると、脂肪の蓄積を促します。そのため、食前にガムを噛むことでインスリンの分泌が抑えられるのであれば、ダイエット効果が期待できます。血糖値とインスリンを気にする人たちが、血糖値が上がらない食べ物を探したり、食品の糖分量をチェックしたりしていることが、食前に15分ガムを噛むだけで達成できるなら、やらない手はないですよね。

またガムはカロリーがそこまで高くありません。ノンシュガーであれば1粒十数kcal、高いものでも50kcal前後がよいところです。間食をガムで済ませられると、間食分のカロリーを減らすことができます。何か食べたいというよりも口さみしさで間食をしてしまうなら、スイーツなどではなくガムを噛んでみるとカロリーも抑えつつ満足感を得られることになります。

さらに咀嚼は気分や食欲を安定させるセロトニンの分泌を促します。なので、日中にガムを噛む習慣があると、ストレス食いを防ぐことにもつながるのです[*61]。

このように、ガムを噛むことにはインスリンの分泌を抑えたり、ストレス食いを減らしたりする効果が期待でき、日常的にガムを噛むとやせやすくなります。もちろん食べ過ぎには注意が必要ですが、特に口さみしくておやつを食べていたのであれば、ぜひガムを噛むことを試してみてください。ガムは手軽に誰でも実践できる最高のやせ習慣だといえます。

38 座らない習慣が脂肪燃焼を激増させる

「座る時間が長くなるほど死亡リスクが高くなる」

これを聞いてどう感じたでしょうか？　実際、さまざまな研究で座る時間が長くなることで死亡リスクが高くなることが明らかになっています。オーストラリアの van der Ploeg らが行った研究によると、一日の総座位時間が4時間未満の成人に比べて、4～8時間、8～11時間、11時間以上と長くなるにつれて、その他で体を動かしていたとしても、座位時間が長くなるほど死亡リスクが高くなったと報告されています。[*62]

デスクワークだと、仕事を合わせると一日8時間以上は普通に座っていますよね。実際、早稲田大学スポーツ科学学術院の岡浩一朗教授によると、「40～64歳の日本人を対象に調査したところ、一日の平均的な総座位時間は8～9時間だった」とされています。[*63]

実はこの座り過ぎが肥満を作る原因になっているのです。

序章でお伝えした通り、遺伝的な要因による肥満は全体の30％になります。生まれ持って消費カロリーが少ない人が存在し、その人たちは他の人と比べるとやせにくいといえます。ただ遺伝的にやせにくいから絶対やせられないということはなく、あくまでやせにくいというだけで生活を工夫すればやせられます。大半の人がやせにくいのは、生まれ持った体質ではなく、後天的に獲得された体質の影響です。つまり、これから生活を変えれば変えられる体質になります。

後天的に得られるやせにくさを作っている一番の要因は「自律神経」にあります。自律神経の働きが悪くなると、脂肪の燃焼が起こらずにやせにくくなるのです。「ＭＯＮＡＬＩＳＡ（モナリザ）症候群」という言葉を聞いたことがあるでしょうか？ Most Obesity Known Are Low In Sympathetic Activity の頭文字を取ったもので、やせない原因は自律神経の中でも交感神経の働きが悪くなっているからという考えになります。

実はこの交感神経が弱まるＭＯＮＡＬＩＳＡ症候群の一番の原因が座り過ぎる生活にあるのです。

先にも述べたように、日本人は座る時間が長いです。そのせいで交感神経の働きが悪くなってやせにくくなっているということになります。確かに、私がダイエット指導している中でも、交感神経の働きが悪くなっているな……と感じる人は多いです。

例えば、デスクワークで全然体を動かさない、休日も家でダラダラしている、息が切れるような運動を全然していない、ダラダラとお菓子を食べる癖がある、といった人は、ほぼ間違いなく交感神経の働きが悪くなっています。同じ姿勢でいる時間が長くなると、呼吸や心拍数などが乱れないのは想像できるはずです。自律神経が調整しているこれらの機能を全く使わないため、簡単にいうと自律神経がサボって弱ってしまうのです。

また逆に慢性的な寝不足やストレスなど、体に過剰な負担がかかっている場合も交感神経が働きにくくなります。交感神経が疲労して正常に機能しなくなってしまうのです。

こうしたことから、脂肪が燃焼しやすいやせ体質を作るためには、座る時間を減らして交感神経の働きを高める工夫をすることが大切になります。

ただ、そうはいってもデスクワークの人はなかなか座る時間を減らすのが難しいというのが現状ではないでしょうか。そうした場合、15分に1回体を動かすだけでも自律神経を刺激することになります。例えば、座ったままかかと上げをしたり、体を捻《ねじ》ったりするだけでも十分です。可能なら15分に1回くらい立てるとベストですが、それが難しい場合はちょこちょこ体を動かすようにしましょう。

また家でも座る時間を減らす工夫は大切です。具体的には、テレビを見たり、スマホを触ったりする時間に立つなどは有効になります。ちなみに私の仕事の部屋はスタンディングデスクで、YouTubeの撮影用椅子以外は置いておらず、ほとんど一日中立っています。ここまではしなくていいと思いますが、忙しくて時間がない中でもジーッと座る時間を減らす工夫をすることは、自律神経を刺激して脂肪燃焼を倍増させることにつながります。週に数回のジムよりも、一日15分からでもいいので座る時間を減らすことから始めてみましょう。

39 腸内環境を整える

「腸内環境」という言葉は、ダイエットをしていない人でも聞いたことがあるくらい一般的に認識されているワードだと思います。健康に関する雑誌や書籍、テレビ番組など、さまざまな場面で使われています。実際、２０２１年7月現在、Amazonで「腸内環境」というキーワードで書籍を検索すると、６０７冊もの本が見つかります。これほど多くの情報が出ているということは、それだけ腸に関する悩みを抱えている人も多いということです。

実際、私がダイエット指導をする生徒さんの半数近くは便秘やお腹の張りなど、腸内環境の悩みを抱えています。「やせたいのもあるけど便秘を解消したい」という生徒さんも少なくありません。

一見すると関係なさそうな腸内環境とダイエットは実は大きく関係しており、腸内環境

を整えることがダイエットにつながることも少なくないのです。

人間の腸内（主に大腸）には、約1000種類の腸内細菌が生息しています。無数の腸内細菌がお互いに作用しながら、腸の中の環境を作っているのです。善玉菌や悪玉菌という言葉を聞いたことがあるのではないでしょうか？　これは腸内細菌の種類であり、簡単に説明すると、体にとって有益な働きをするのが善玉菌、体にとって有害な働きをするのが悪玉菌になります。

この善玉菌と悪玉菌のバランスが腸内環境を作っており、いわゆる腸内環境が整っているという状態は善玉菌が多く、腸内環境が崩れているというのは悪玉菌が多い状態をいいます。悪玉菌が多いと、腸の動きが悪くなって便通も悪化します。また、お腹が張ったりおならの臭《にお》いが臭くなったりといった問題も起こりやすくなるのです。

腸内環境が悪くなっているというわかりやすい変化として、便の色が黒くなるということが挙げられます。通常、便は黄色に近い茶色なのですが、悪玉菌が多くなると黒に近い色になるのです。

こうした善玉菌と悪玉菌のバランスが便秘だけでなくダイエットにも大きな影響を与えることになるのです。

腸内環境を作っている腸内細菌は、体のさまざまな機能に影響していると言われています。[*64]例えば以下に挙げるような問題です。

・気分
・炎症性腸疾患（ＩＢＤ）
・肥満、メタボリックシンドローム
・甲状腺疾患
・癌

中でも、本書のテーマであるダイエットに関するものは肥満やメタボリックシンドロームですが、腸内環境が悪いと余計にカロリーを吸収してしまうと言われています。簡単にいうと、食べたものが必要以上に吸収されて脂肪になるのです。また、腸内環境が悪くて腸の中で炎症が起きると、インスリン抵抗性になりやすくなります。インスリン抵抗性が強くなると、体内で過剰なインスリンを作り出したり、糖分を上手く処理できなくなったりするため太りやすくなるのです。

このように、腸内環境は肥満をはじめとするさまざまな健康状態に影響しています。

さらに、腸内環境の状態はホルモンを介して食欲にも関係しています。腸内で食欲に関わるホルモンには、「GLP－1」「PYY」「CCK」など複数のホルモンが挙げられます。腸内環境が整うと、これらのホルモン分泌も正常になって食欲も安定することが予測されるのですが、中でもPYYは腸内環境の影響を受けることが明らかになっています。[*65、66、67]

PYYとはペプチドYYの略であり、腸内で作られるホルモンになります。PYYは食後15分以内に血液中で増えて、約60分後にピークとなり、5～6時間は血液中に残ります。Rachel L Batterham が行った研究では、PYYを注射すると、その後に食べたビュッフェ式の食事量が30％下がったと報告されています。また、BMI27以上の肥満群はBMI23未満のやせ群と比較してPYYが少ないことも明らかになりました。[*68]

これらのことを考慮すると、「腸内環境の悪化PYY減少→食欲増進→肥満」というメカニズムの可能性が考えられます。当然、便通が悪くなると腸内環境も悪化します。つまり、快便習慣が食欲とダイエットに大きく関係するのです。

もしかしたらあなたが食べ過ぎてしまうのは、腸内環境の乱れが原因であり、やせるためにまず獲得すべきは快便習慣かもしれません。

40 なぜ朝のストレッチでやせるのか？

私が20年以上続けている習慣の一つに、ストレッチがあります。大げさな話ではなく、中学生の頃からほぼ毎日ストレッチをしています。そのおかげで、もともと体が硬かった私も、開脚してベターッと胸を床につけられるまで体が柔らかくなりました。

やせる運動というと、筋トレや有酸素運動を思い浮かべるのではないでしょうか？　しかし、私が最もお勧めする運動はストレッチです。筋トレよりも有酸素運動よりも、朝からのストレッチが最高のやせ習慣になるのです。朝のストレッチをお勧めする理由は、次の3つです。

・食欲が落ち着く
・代謝が上がる

・スタイルがよくなる

・食欲が落ち着く

朝からストレッチをすると、その日一日の食欲が安定します。朝にストレッチという健康的な行動をすると、無意識に健康的な生活を送るようになるのです。

「プライミング効果」という言葉を聞いたことがありますでしょうか？　プライミング効果とは心理学で使われる言葉であり、先行する刺激が後の行動を促進または抑制する効果のことをいいます。[*69]簡単にいうと、次の行動はその前に何をしたかに影響されるということです。

朝からストレッチといった健康的な行動をすると、プライミング効果が発揮されて、無意識に健康的な生活を送るようになります。例えば、お昼のランチに健康的なメニューを選んだり、外出するときに車ではなく歩いたりするようになるのです。逆の経験をしたこともあるのではないでしょうか？　朝から二度寝して体に悪そうなカップラーメンを食べた日は、食生活も乱れるし、ダラダラ過ごしてしまいがちです。

そうした一日の食生活に大きく影響する朝にストレッチをやることは、時間もかからず一日の食欲を安定させる最高のやせ習慣になるのです。

・代謝が上がる

ストレッチで代謝が上がると聞くと「そんなわけない」と思うかもしれません。しかし実際には、朝からストレッチをすると代謝が上がります。ここでいう代謝とは、消費カロリーと考えてください。つまり、朝からストレッチをすると消費カロリーが高くなるのです。

朝起きたとき、体が硬くなっているのはイメージできますよね？　その状態で歩くと、体の動きが小さくなるのは想像できるでしょうか？　例えば朝は股関節の動きも悪いのですが、その状態で歩くと歩幅が小さくなります。歩幅が小さいということは、当然その分だけ消費カロリーも少なくなります。その一方で、**朝からストレッチをして体の柔軟性が高くなっていると、朝から歩幅を大きくして歩けるので消費カロリーが高くなるのです。**

もちろん、体が柔らかくなって動きが効率的になって消費カロリーが少なくなるという考えもあります。ただそれでも、効率的に動けるようになったら、その分だけ他の活動が増えて消費カロリーが高くなるので、個人の意見ですが代謝は上がると考えています。

・スタイルがよくなる

いくら体重や体脂肪が減っても、スタイルがよくないのは嬉しくないですよね？　ただダイエットをして、そうした悩みを抱えている人は多いです。例えば、「BMIは18なのに脚が太い」「体脂肪は20％なのにお腹だけが出ている」といった悩みです。実はこうしたスタイルの悩みの多くは、体の柔軟性を高めることで改善できるのです。

スタイルが崩れてしまう多くの原因は、姿勢や体の使い方の悪さにあります。猫背の姿勢だと、スタイルが崩れるのは想像できると思います。また体の使い方が悪いと、太ももの前や横側などの筋肉を過剰に使ってしまって、筋肉が張って脚が太くなります。こうした姿勢や体の使い方の問題は、体が硬いことが原因で起こるケースが多いのです。

例えば、胸の前の筋肉が硬くなると、巻き肩になって背中は丸くなります。また、背骨が硬いとインナーマッスルと呼ばれる体や手足の動きをスムーズにする筋肉が働きにくくなり、余計な力が入ってスタイルを崩す筋肉が張ってしまうことになるのです。

朝からストレッチをすると、体が柔軟になって姿勢もよくなるし、動きもスムーズになり余計な筋肉の張りが起こりにくくなります。

このように、朝のストレッチはスタイルアップにもつながるのです。

41 15分の昼寝がカロリーを抑える

私は高校生のとき、部活で野球をしていました。夏休みというと、朝から部活に行くというのが日課だったのですが、進学校ということもあって半日しか部活ができませんでした。夏休みの私の最高の過ごし方の一つとして、「部活で汗をたくさんかいて家でシャワーを浴びて、そうめんを食べてクーラーが効いた部屋で昼寝する」というのがありました。朝から運動した疲れを回復させ、午後の活動を効率化するのに絶対に欠かせなかったのが昼寝だったのです。

そのことも影響してか、それから20年近く経つ今でも、私は必ず毎日昼寝をします。夜の睡眠時間の長短に限らず、必ず横になって昼寝をするのです。時間は必ず15分以内で起きますが、それでも私の生活に昼寝の習慣は欠かせないものになっています。

そのような昼寝ですが、さまざまな健康効果が報告されています[*70、71]。次に挙げるものは昼寝によって得られる健康効果の例です。

・記憶力の向上
・感情の安定
・免疫機能の向上
・学習能力の向上
・運動パフォーマンスの向上

その一方で、頻繁な昼寝は高血圧や血管疾患、うつ病、糖尿病、骨粗しょう症などのリスクを上げるという報告もあります[*72]。ただこれは高齢者であったり、1時間以上などの長時間の昼寝を繰り返していたりする人に当てはまるだけであり、15分以内などの短時間の昼寝をしている人には関係ないというのが私の考えです。

実はこうしたさまざまな健康効果が認められている昼寝ですが、ダイエットにも効果があると考えています。

食べ過ぎてしまう要因の一つに、眠気や疲れなどがあります。眠かったり、体がだるかったりすると、それをごまかそうとして食べ過ぎてしまうのです。また、こうした状態のときは、脳（前頭葉）の働きが悪くなってしまっているので、冷静な判断ができずに食べ過ぎてしまいます。通常であれば、「もうこれ以上は食べ過ぎだから」「これはハイカロリーだから食べない方がいい」と冷静な判断ができる人でも、眠気や疲れがあると「まぁいっか」となって食べてしまうのです。

そうした眠気やダルさによる食べ過ぎを防ぐのが短時間の昼寝です。ほんの15分の昼寝が、眠気や体のダルさを解消して食欲を落ち着かせてくれます。

実際、中央大学が行った研究によると、大学1年生に15分、机にうつ伏せで寝る昼寝をしてもらったところ、昼寝をしない人と比べて、13時から18時までの眠気が有意に減少したということが報告されています。*71 横になるのではなく机にうつ伏せで、しかも15分という短時間の昼寝だけで午後の眠気が減ったのです。午後は特におやつを食べる時間というイメージがあるため、日常的に甘いものを食べている人も多いです。そうした時間に眠気があるのとないのとでは、おやつを食べる量が変わってきます。短時間の昼寝には、午後の眠気から生じる食欲を抑えて、おやつによるカロリー摂取を減らす効果が期待できるのです。

それでは、昼寝は具体的にどうすればいいのか？　という話をしていきます。一番の理想的な昼寝は、ベッドで横になって15分間寝ることです。私がそうなのですが、昼食後ゆっくりして、眠気が生じたらマットレスに横になって5～15分の昼寝をします。横になることで、重力の影響を取り除けるため体がリラックスして、昼寝の効果を高めることができます。

ただおそらく、読者の中には「横になって昼寝なんかできない」という人もいるでしょう。そうした場合、先ほどの中央大学の研究にあったように机にうつ伏せで寝るのでもよいですし、それも難しければトイレで5分ウトウトするだけでも効果があります。ベストは横になることですが、とにかく少しでも脳を休ませることができればよいのです。

またポイントは長く寝ないということです。15分という時間を設定しているのは、30分など長く寝てしまうと深い眠りに入ってしまい、起きるのが難しくなります。そして昼寝後もスッキリするどころか頭がボーっとしてしまい、逆に何かを食べたくなったりするのです。こうしたことから、昼寝は昼食後に15分以内にすることをお勧めします。

特に忙しくて睡眠時間が7時間も取れないという人や、午後からいつも眠気を我慢して仕事をしているという人には、短時間の昼寝は本当に効果的ですので、ぜひ実践してみてください。

42 夕食前の5分の休憩が暴食を防ぐ

朝昼はきっちりできても、夕食で食べ過ぎてしまうという悩みを抱えている人は多いです。夕方は日中の仕事や家事、育児で頭も体も疲れていることが関係しています。また私みたいにお酒を毎日飲むような人は、お酒の影響も重なって食べ過ぎてしまうのです。実際に私が食べ過ぎるのは夜であることがほとんどです。

夕食や夕食後の食べ過ぎを防ぐためには「なぜ夕食を食べ過ぎてしまうのか?」を考えなければいけません。夕食で食べ過ぎてしまう原因は、主に次の3つになります。

・低血糖
・身体的疲労
・脳疲労

・低血糖

夕食は食事の中でも、前の食事（昼食）から時間が空きやすいです。例えば、朝食と昼食は、朝を7時に食べて昼食が12時でも5時間しか空きません。ただ夕食になると、昼食が12時、夕食が7時となると7時間空くことになります。

また夕方は、ホルモンのリズムとしても血糖値が下がりやすい時間帯になります。血糖値は食事から摂る炭水化物と体内で作られる糖の2つによってコントロールされています。この体内で作る糖分はホルモンでコントロールされているのですが、16時前後は血糖値を維持するホルモンが少なくなって血糖値が下がりやすいのです。

そして夕方に低血糖になったまま夕食に入ると、ソワソワした状態から勢いよく食べてしまって早食いになり、結果的に食べ過ぎてしまうことになります。

こうした理由から、特に夕方に脱力感やイライラ、頭痛などの低血糖症状が出ていて、夕食を食べ過ぎてしまう場合は低血糖による食べ過ぎを疑うようにしましょう。その場合、仕事が終わってから夕食までの間におにぎりなどの糖質を補給して低血糖を改善しておくと、夕食での食べ過ぎを防ぐことができるようになります。

・身体的疲労

夕方は、朝から動き続けているので、身体的にも疲れています。人間の体は重力ストレスを受けると筋肉や心臓などに負担がかかります。体重を支えるために筋肉を使いますし、重力に抗して血圧を維持するために心臓は頑張って働かなければいけないからです。

当然、横になって体を休めた後の朝より、夕方の方が身体的な疲労は溜まっています。そして身体的な疲労が蓄積されると、その疲れをごまかすために食べる行為に走るのです。疲れたとき、何となく食べたくなって食べた経験はないでしょうか？ それは疲れを一時的にごまかすための行動です。

夕方に疲れを感じて夕食で食べ過ぎる場合は5分でもいいので横になることをお勧めします。少しの時間でもいいので重力の影響を取り除くと、それだけで肉体的な疲労が少し回復されて食に走らなくなるのです。なので、夕方に明らかに疲れを感じていて夕食で食べ過ぎるなら、5分でもいいので横になる時間を作って食事をするようにしましょう。

・脳疲労

また夕方は、体だけでなく脳も疲れています。人間の脳は精神的な作業などを繰り返して実施すると、脳（前頭葉）の血流量が減って集中力が低下します。[*73] こうした状態を脳疲労というのですが、**夕方は脳疲労が起こりやすい時間になります。**

生活していると、常に何かを考えて決断しなければいけません。例えば、「今日の洋服は何を着ようか」「お昼ご飯は何を食べようか」「この仕事は先にすべきか後回しにすべきか」など、人は一日に3万回以上の決断をすると言われています。この決断する回数が増えるほど脳は疲れて決断する力がなくなってしまうのです。この状態を「決断疲れ」といいます。この決断疲れがここでいう脳疲労になります。

脳疲労を回復させるためには、糖分の補給が効果的だと言われています。[*74] 低血糖が脳の疲労を強めるため、糖を補うことが脳疲労を回復させることにつながるのです。なので、**脳疲労で夕食を食べ過ぎてしまうなら、低血糖への対策と同じように夕食前の夕方におにぎりを食べることが有効です。**また目をつぶることが、前頭葉の血流改善に有効であり、決断疲れを回復させることも明らかになっています。[*73]

こうしたことから、夕食の食べ過ぎには夕方のおにぎり補給と5分の休憩がお勧めなのです。

43 食事に硬いものを織り交ぜる

「よく噛んで食べなさい」

これは私が小さい時によく言われた言葉ですし、長女、長男にも私自身がよく伝えています。よく噛んで食べることを否定する人は一人もいないのではないでしょうか？　ただ、頭ではわかっていてもできないのが咀嚼になります。

私自身、20代前半までは全くといっていいほど噛むことを意識していませんでした。ただ健康について学び始めて咀嚼の重要性を知り、毎食玄米ご飯にして一口30回噛むのを意識していたら、今となっては噛まないと飲み込めないようになってしまいました。ゆっくり噛むことで、後にもお話しするように食事量が減るなどの健康効果も実感できています。

一つデメリットとしては、食べるのが遅すぎて人と食事をしていると気まずいということくらいです。それを除けば、自然と咀嚼が身に付いたのはメリットばかりだと感じています。

食事で咀嚼回数が多いことにはさまざまなダイエット効果が期待できるのです。

例えば、咀嚼する回数が多いと、満腹中枢が刺激されて満足感が得られやすくなるため、摂取量が減りやすくなるのです。この咀嚼による摂取カロリーの減少は、いくつかの研究でも証明されています。

鹿児島純心女子大学看護栄養学部が行った研究では、健常な女子学生を対象に咀嚼を20回と40回という2つの条件で摂取カロリーと満足感を比較したところ、20回の咀嚼群は40回咀嚼群と比べて10・8%も摂取カロリーが高くなったことが明らかになりました。[*75]

噛むということは、脳内の満腹中枢を刺激して食事終了の合図を送り、ダラダラと食べることを止めてくれます。[*76] よく噛むと食事の時間自体は長くなるのですが、満腹に達する時間が早くなるため、ちょうど良いタイミングで満足できて食事を終了することができるというわけです。

このように、日ごろから咀嚼する習慣があると、食事の摂取カロリーを抑えることにつながる可能性があります。

さらに、噛むという行為には代謝をアップする効果もあると言ったら驚きますか？　実は咀嚼には代謝をアップして消費カロリーを高める効果も期待できるのです。

具体的には、咀嚼という行為が脂肪を分解する自律神経の働きを促すことが明らかになっています。また咀嚼は、中性脂肪の合成を抑えることもわかっています。つまり、噛むほど脂肪が分解されやすくなるし、脂肪が作られにくくなるということです。

また「食事誘発性熱産生（ＤＩＴ）」という言葉を聞いたことがあるでしょうか？　全消費カロリーの10％を占めるもので、食事をするときに消費されるカロリーです。この食事誘発性熱産生にも咀嚼が関係しており、噛む回数が多いほど食事による消費カロリーが高くなるのです。

他にも、寝不足だと減ってしまって食欲を増進させる「レプチン」にも咀嚼が影響しており、噛まない人ほどレプチンの働きが悪くなる可能性があります。レプチンは食欲を抑えるだけでなく、自律神経を介して代謝を上げる作用もあるため、噛まないとレプチンによる代謝アップの効果も低くなってしまうのです。

このように、咀嚼には食欲や摂取カロリーを抑えるだけでなく、代謝を上げて消費カロリーを高める効果も期待できます。


頭で咀嚼がよいことは理解していても、なかなか実践できないのが現状だと思います。

私も、先述したように20代前半まではよく噛んで食べる習慣がありませんでした。ダイエット指導をしている生徒さんにも、噛むのが苦手な人が多いです。これまでのダイエット指導で咀嚼回数を増やすためにいろいろ工夫をしてきたので、いくつか紹介します。

1つ目はガムを噛むことです。通勤時や家事をしているときにガムを噛む習慣をつけると、噛む力が強くなって食事での咀嚼回数も増えやすくなります。食事で噛めない人の中には、「噛むと疲れる」と訴えられる人も多く、咀嚼力が弱いせいで噛めない人もたくさんいます。そうした人はガムを噛むことで咀嚼力を鍛えると食事での咀嚼回数を増やせるようになるのです。

2つ目がご飯を玄米にすることです。食べるものが硬いと、よく噛まないと飲み込みにくくなるので強制的に咀嚼回数が増えます。玄米が苦手な人は、白米に押し麦やもち麦を混ぜるのも有効です。とにかく、食事の中に噛まないと飲み込めないものを増やすことで強制的に咀嚼回数を増やすことができます。

このように、ガムを噛む、食事に硬いものを混ぜるという2つは、咀嚼回数を増やしてやせやすい体質を作ることに有効になりますので、ぜひ実践してみてください。

44 脱スマホがやせ脳を作る

あなたは一日の中で、スマホをどれくらい触っているでしょうか？　iPhoneであれば「設定」のスクリーンタイムという項目で、スマホの使用時間を確認できます。なんと、私の平均スマホ使用時間は13時間です。もちろん、私は仕事のほとんどをスマホで行っているということもありますが、正直ちょっと驚いています。

スマホというと、私にとっては仕事の道具でしかないのですが、ＳＮＳやゲームをしたり、調べ物をしたりと、もう日常に欠かせないアイテムになっていますよね。電車の中でも、大半の人はずっとスマホを触っています。スマホはこうした隙間時間を有効活用するために非常に役立つものです。しかし実は、こうしたスマホを使う時間を減らすことが、ダイエットにつながるといったら驚きますか？

スマホがダイエットに悪影響を与える理由は主に次の４つです。

・脳疲労を起こす
・依存する
・睡眠を阻害する
・不安、焦りを生む

スマホによってこれら4つが引き起こされると、ダイエットに悪影響が及ぶのです。

・脳疲労を起こす

スマホを見ているとわかりますが、次から次に新しい情報が入ってきますよね。特にSNSは毎日何万、何百万というコンテンツが投稿されているので、アプリを開けばたくさんの情報が得られます。ただ、脳は情報を処理できる上限が決まっており、処理すれば処理するだけ疲れて判断力が落ちます。つまり、脳疲労が起こるということです。スマホを使って大量の情報を浴びて脳疲労を起こすと、理性をつかさどる前頭葉の働きが悪くなって、本能の赴くままに食べてしまいます。

現在はスマホがなくても情報がたくさん入ってきて、脳疲労を起こしやすい環境にあります。スマホを使うことが、さらに脳疲労を加速させて食欲を乱してしまうのです。

・依存する

依存というと、ギャンブルや薬物などを思い浮かべるのではないでしょうか？　実はスマホ、特にSNSもギャンブルなどと同じようなメカニズムで依存を作ります。

人間の脳が依存するときは、「報酬系」と呼ばれる部分が関係します。報酬系の中で、ドーパミンというホルモンが依存の鍵を握っているのです。例えば、パチンコに依存しているとします。パチンコは行く前に「今日は勝てるかもしれない」という期待をする人がほとんどのはずです。この期待をしたときに、脳の中でドーパミンが作られます。そして実際にパチンコで勝つと、さらにドーパミンが大量に分泌されることになります。このとき脳は「やっぱりパチンコは期待した通り勝てるんだ」となっています。すると、次にパチンコに行こうと思ったときは、前回以上にドーパミンが作られてパチンコに対する期待が高まり、パチンコに向かうことになるのです。これが依存のメカニズムになります。

実はこの現象はSNSでも起こっています。例えばインスタで写真を投稿したとき、「この投稿はいいねをたくさん押してもらえるかもしれない」と期待します。パチンコで「今日は勝てるだろう」というのと同じです。そして実際に「いいね」が多いとドーパミンが出てインスタを開く回数が増えることになるのです。

ドーパミンの話は、第2章の体重計のところでお話ししましたが、SNSでドーパミンを使い過ぎると、強い刺激がないと満足できないようになるため、食べるのも味が濃いものをたくさん食べないと満足できない、つまりハイカロリーのものを食べ過ぎてしまうようになるのです。

・睡眠を阻害する

夜にスマホを触ると、睡眠時間が短くなるだけでなく、睡眠の質が悪くなります。スマホがホルモンと自律神経のバランスを崩してしまうためです。スマホの画面から発せられるブルーライトは、睡眠に関わる「メラトニン」というホルモンの分泌を抑えてしまいます。通常、夜はメラトニンが増えて睡眠モードになるのですが、寝る前にスマホを触るとこのメラトニンが分泌されずに眠りが浅くなるのです。

またSNSやネットニュースを見ると、脳が興奮してしまいます。SNSを見て「この人がこんなに頑張っているんだから私も頑張らなきゃ」「一緒の時期にダイエットを始めたこの人はこんなにやせているのに私は何しているんだろう」「友達の〇〇は家族と幸せそうに暮らしているのに、私はまだ彼氏もいない」といった感じで、感情が揺さぶられた経験はないでしょうか？　こうした感情の変化が夜に起こると、興奮や不安で眠れなくなるのです。

夜にスマホを使うと、こうした理由で睡眠に悪影響を及ぼします。せめて、寝る1時間前からはスマホを触らないようにして、寝室には持ち込まないようにしましょう。

・不安、焦りを生む

先ほど話したように、SNSで他人の状況を確認すると不安や焦りが強くなります。その結果、不安を紛らわすために食に走ったり、焦って無理な食事制限や運動をしたりしてリバウンドすることになります。

他人が上手くいっているのを見て不安や焦りが生じる気持ちはわかります。私も、家族との時間を作れないときに、知人が子どもと公園で遊んでいる投稿を見ると、「あぁ－自分は何をしているんだろう」と感じることもあります。ただ知っておいてほしいのは、SNSはその人の良い面しか見せておらず、投稿内容の裏側にはたくさんの苦労があるのです。

例えばダイエットで上手くいっているように見える人でも、裏では過食に悩んでいる場合も少なくありません。実際に、私も1万フォロワー以上の人から、「SNSは期待されているからやめられないけど、実はプレッシャーで過食に悩んでいるんです」という相談を受けたことも1度や2度ではありません。

このように、SNSを見ることは不安や焦りを生むことにつながるので、できるだけ減らすか、感情を揺さぶる人はフォローしないようにしましょう。

45 歩数計を使う

まだ私が20代前半の頃は、一日の歩数を測るのに歩数計を使っていました。パンツにつけて歩いた歩数を測っていたのが、今となってはスマホや時計で測ってくれるので本当に便利になったものです。

さて、あなたは自分が歩いているおおよその歩数を把握していますか？　私は少ないときで6000歩、多いときで1万5000歩以上、平均して約1万歩以上は歩いています。ダイエットというと、筋トレや有酸素運動を重視されがちですが、先ほどお話しした「座る時間を減らす」ができた後は、日常生活における歩数を増やすことが大切です。筋トレや有酸素運動は座る時間を減らす、歩数を増やす、ができて余裕があればするくらいでよいです。

ダイエットに必要な運動は、必要以上に筋肉をつける筋トレではなく、生活の中で筋肉を使う場面を増やすことです。えっ何が違うの？　と思うかもしれませんが、全然違います。

例えば、バーベルを使ったベンチプレスは前者の必要以上に筋肉をつけることになります。ベンチプレスは大胸筋という胸の筋肉を鍛えるための運動であり、ベンチプレスをしていると胸が大きくなり筋肉量は増えます。ただ、この大胸筋は日常生活においてはバーベルで負荷をかけるほど使うことはありません。

体は必要以上の筋肉があると、無駄にエネルギーが消費されないように筋肉を減らします。筋肉はエネルギーを消費しやすい組織であり、必要以上にあるとエネルギー不足を助長するからです。頑張って増やした大胸筋も、ベンチプレスという運動をやめると大胸筋への刺激がなくなるので減ります。日常生活でベンチプレスほどの刺激を大胸筋に加えることはないからです。つまり、大胸筋が増えてやせてその状態を維持したいなら、ずっとベンチプレスをして大胸筋に刺激を与え続けなければいけないのです。

もちろん、「マッスルメモリー」という言葉があるように、一度筋トレをしてやめてもトレーニングの効果がゼロになるという話ではありません。ただ、筋トレでやせたなら、筋トレを続けないと状態を維持できないというのはイメージできますよね？

パーソナルトレーニングでリバウンドする理由の一つはここにあります。パーソナルトレーニング中は、キツい運動を定期的にやりますが、トレーニング期間が終わった後も同じくらいハードな運動を続けるのは難しいですよね？　激しい運動でやせたなら、その激しい運動を維持しないと体型も維持できないわけです。

そうしたことから、私がお勧めする運動は、60歳になっても続けられる、もしくは10年後も継続できる運動です。ダイエットは一時的なイベントではありません。なので、何歳になっても続けられる方法でやせないと確実にリバウンドしてしまいます。食事も同じですが、一生やせた状態をキープしたいなら、そもそも一生続けられる方法でやせないといけません。ジムに行って運動してやせるのではなく、日常生活の一習慣として運動を増やしていくというイメージです。

無理なく10年後も続けられる運動であればストレッチでも筋トレでも何でもいいのですが、一番お勧めなのは歩くことになります。

歩くという行動は、ケガして歩けなくならない限り、何歳になっても続けられます。この歩く歩数を増やしていけば、それだけで十分にやせられます。まず、歩く歩数が増えるということは、ジーッと動かない時間が短くなるということです。その結果、先ほども話したように自律神経が鍛えられるため、脂肪を燃焼する能力が高くなります。また当然ですが、歩数が多くなるほど消費カロリーも高くなります。実際、Catherine B Chanが行った研究によると、歩行数とＢＭＩには相関があり、平均歩数が６４９０±３１７の群はＢＭＩが最も高く30・４±０・７もあり、平均歩数が７８９１±４３９の群はＢＭＩ28・２±０・７と最も低かったと報告されています。*77 これは海外の研究なのでＢＭＩは高めですが、目指すべき歩数は日本人でも同じくらいで、約８０００歩／日を目指すとよいと考えています。

しかし、現在が一日２０００歩しか歩いていない人が、いきなり８０００歩を目指すのは無理があります。そのため、私がダイエット指導するときには、とりあえず今よりも10％アップを目指して少しずつ歩数を増やしてもらいます。また外に出て散歩となると継続のハードルが高くなるので、室内での足踏みでも全く問題ありません。最初はテレビやスマホの時間を立って足踏みしてもらい、余裕があれば外に出て散歩をして歩数を増やしていくことをお勧めします。

歩数計で歩数を測ることが、脂肪燃焼アップの鍵となるのです。

46 毎日1回のスクワット

「運動をした方がいいのはわかるけど、時間もないしやっても続かない」という相談を、これまでに何百回と受けてきました。先ほどもお話ししましたが、ダイエットは食事でも運動でも、継続しなければ一時的なイベントになるだけで、リバウンドしてしまいます。

私は比較的、始めた物事を継続するのが得意な方だと自負しています。例えば、朝からのストレッチは20年以上続けていますし、朝からの軽い有酸素運動も3年以上、ほぼ毎日継続してやっています。またここ3カ月は、日曜日以外は毎朝ジムに行って筋トレをしています。こうしたことを言うと、「富永さんは意志が強いんですよ」と言われますが、そうではありません。運動を継続できるかどうかは、意志の力ではなく習慣化させられるかどうかが鍵となるのです。

ダイエットをしている人の多くが運動の継続に対して苦手意識をもっています。そして続けられないことを、自分の意志が弱いからだと考えているのです。しかし実際には、運動が続けられないのは意志の弱さではなくやり方の問題になります。

私がダイエットしている人全員にお勧めする本に『小さな習慣』があります。[*78] スティーヴン・ガイズ氏が書いた本であり、この本自体はダイエット本ではありませんが、ダイエットの本質が書かれた本だと思っています。ガイズ氏によると、「行動を習慣化するために大切なのは、とにかく毎日目標を達成すること」と書かれています。そしてそのためには、目標をできる限り小さくすることが大切という話です。

例えば、毎日スクワット１００回というと、続けるのが難しそうな気がしますよね？　数日は続いても、仕事が忙しくて時間がないと達成できない日が出てくるはずです。そして数日頑張っても、やらない日が出てくると、いつの間にかやめてしまう可能性が高くなるのです。**その一方で目標がスクワット1回だとどうでしょうか？　これだと、どれだけ忙しくても体調が悪くても、目標を達成できそうですよね。**

行動を習慣化していくためには、とにかく目標を小さく設定して、確実に毎日達成していくことが大切だというのが、この本の主張になります。

ただここで疑問をもった人も多いはずです。

「そんな少ない運動だとやってもやせないのではないか」

こう思った人が大半だと思います。確かに、スクワットを一日1回しても、筋肉は増えませんし消費カロリーもほとんど変わりません。正直、本当にきっちりスクワット1回しかやらないなら、1年経っても10年経ってもやせることはないでしょう。しかし実際には、**1回のスクワットを習慣化すると、スクワットが1回で終わらない日が出てきて、毎日の習慣となったスクワットの回数が自然と増えてくるのです。**

経験あると思いますが、何かをやるときは最初の1回をやるのが最も労力が必要になります。ただ、やり始めると思っていた以上に継続してやってしまった、という経験もあるのではないでしょうか？　例えば、「今日はウォーキングしたくないな……」と思っていて、とりあえず外に出るだけ出てみたら、意外にも楽しくなってそのまま1時間歩いていたといった経験などです。

人間には、とにかく最初の1回を始めてしまえば、やる気スイッチが入って続けられるという特性があります。ダイエットにおける運動でも、この最初の1回を習慣化すると、自然と目標にしていた1回以上の運動を続けられるようになるのです。

目標とする運動は何でもいいです。ただ、絶対に達成できるもので、雨の日でも旅行中でも実施できるものにしましょう。とにかく、目標を達成し続けることが大切であり、種類や回数は関係ありません。忙しくても、体調が悪くても達成できる目標を立ててください。

私が生徒さんに指導するときは、「スクワット1回」とお伝えすることが多いです。スクワットであれば、道具も要りませんし、場所も選ばなくていいです。どれだけ忙しくて体調が悪くても習慣としてやっている、歯磨き中や食事の前後に実施することができます。もちろん腹筋でもいいですが、腹筋だと横にならないといけないので、少しハードルが高いです。

スクワット1回を習慣化すると、不思議なことに毎日30回とか40回とかスクワットを続けられるようになります。また、スクワットだけでなく晴れた日はウォーキングをしたり、腹筋など別の運動を始めたりする人も多いです。

スクワット1回というと、「そんな運動で……」と感じるかもしれません。しかし実際には、毎日1回のスクワット習慣が他の運動にもつながり、大きな結果につながるのです。

自分は意志が弱いと思っていた人は、ぜひ毎日1回のスクワットから始めてみてください。

47 お酒は飲んだ方がいい

「お酒飲みながらのダイエットは難しいですか？」

これも、ＳＮＳなどでよく聞かれることです。この質問に対する私の回答は、「アルコール中毒でないならやめる必要はないです」「毎日お酒飲みながらやせることもできます」「お酒も付き合い方次第です」と答えます。

何を隠そう、私自身がほぼ毎日お酒を飲んでいます。しかも、量もワイン1本程度のお酒の量です。だからこそ、アルコールの弊害もよく理解していますし、お酒を飲んで太る理由も、逆に飲みながらやせるコツもわかります。はっきり言って、お酒が好きな人はお酒をやめてストレスを溜めるよりも、お酒を楽しみながらダイエットをした方がよいと考えています。もちろん、体の健康のことだけを考えると、禁酒した方がいいのかもしれませんが……。

お酒を飲みながらやせるためには、お酒を飲むと太る理由を理解しておかなければいけません。第1章でお話ししたお酒で太る理由を覚えていますでしょうか？　お酒で太る理由は「お酒の影響で食べ過ぎる」「お酒の飲み過ぎ」の2つです。復習がてら、簡単に解説します。

お酒を飲むと、血糖値が下がってしまうことと、理性をつかさどる脳の前頭葉と呼ばれる部分の機能が下がってしまって食べ過ぎます。当然、お酒を飲んで食べ過ぎが続けば、カロリーオーバーになって太ります。そのため、「事前におにぎりを食べて血糖値が下がらないようにしましょう」というアドバイスをさせていただきました。

またアルコールが体内に入ると、炭水化物や脂質などの代謝よりも毒性が高いアルコールの分解を優先してしまうため、代謝が悪くなってやせにくくなるのです。

このように、お酒を飲んで食欲が乱れたり、お酒の飲み過ぎで代謝が落ちたりすると、太りやすくなります。

それでは、お酒を飲んでも太らないためにはどうしたらいいでしょうか？　お酒を飲んでも太らないポイントは、主に次の5つです。

・飲む前におにぎりを食べる
・水を飲む
・適量を知って飲み過ぎない
・寝る前にはちみつを舐める
・翌朝はお腹具合に合わせる

・飲む前におにぎりを食べる
先ほど話したように、お酒の前におにぎりを食べることで、アルコールによる低血糖を予防することができます。その結果、飲んだ後に締めのラーメンなどを食べたくなることが減って、食べ過ぎを防げるようになるのです。またおにぎりは低カロリーなので、飲む前に1個食べたからといって太る原因にはなりません。

最初は抵抗があるかもしれませんが、飲む前におにぎりを食べるとお酒を飲んだ後の食べ過ぎが本当に減りますので、ぜひ実践してみてください。

・水を飲む
水を飲むことで、アルコールによる脳や肝臓への影響を小さくできます。脳や肝臓の働きが悪くなるのは、血液中のアルコール濃度が高くなるからです。お酒の間に水を飲むことで、アルコールの量自体を減らせるので血中のアルコール濃度を下げられます。また寝る前に水を飲むと、翌朝の脱水を防ぐことにもつながります。脱水して喉が渇いていると、それを食欲と勘違いして食べ過ぎてしまう可能性が高いです。そうした無駄な食べ過ぎを防ぐためにも、寝る前には水を飲むようにしましょう。

このように、お酒の間と寝る前に水を飲むことで、お酒で太らないようになります。

・適量を知って飲み過ぎない

結局は、飲み過ぎなければ食べ過ぎや代謝の問題は起こりにくく、お酒を飲んでも太らないのです。

この適量は人によって、その日の体調によって違うため、翌日に残らない量を見極めるようにしてください。ちなみに私であれば、普通の日ならワイン1本飲んでも翌日に残りませんが、ちょっと寝不足などがあるとワイン1本飲むと翌日に響きます。こうした自分の適量を知って、できる限り飲み過ぎないようにすることが大切です。

・寝る前にはちみつを舐める

はちみつを舐めることでアルコールによる低血糖を防ぎ、睡眠の質を高めることと、翌朝の低血糖を防ぐことができます。

その結果、翌日の食欲が乱れにくくなり、食べ過ぎを防げるようになるのです。お酒を飲んだ後は忘れることも多いと思いますが、覚えているときは寝る前にはちみつを舐めるようにしましょう。

・翌朝はお腹具合に合わせる

そこまで食欲が乱れてなくても、お酒を飲むといつもより多く食べてしまうことが多いのではないでしょうか？　私はほぼ間違いなく食べ過ぎてしまいます。

翌朝は体の中にはまだカロリーが余っている状況であるため、お腹が空いていないということも少なくないはずです。そうしたときに、無理に朝食を食べてしまうと、カロリーオーバーになってしまいます。

なので、お酒を飲んだ翌日は、いつも以上に意識してお腹具合を感じて、お腹が空いていなければ軽くする、もしくは食べないなど調整をしましょう。それだけで、お酒を飲んで食べ過ぎた分のカロリーが調整されることになります。

以上の5つを意識して実践すれば、お酒を飲みながらやせることができます。お酒が好きなのに我慢して食に走るよりも、お酒と上手く付き合った方がやせますので、お酒が好きならぜひ参考にしてください。

48 冬も薄着でいる

小学生のとき、真冬でも半袖の生徒が何人かいた記憶はないでしょうか？　実は私は小学生のときまで、雪の日でも半袖でいる子どもでした。そのときの記憶はあまり残っていませんが、おそらく意地のようなもので続けていたのでしょう。雪が降っている中で外に出て寒くなかったはずがありません。

ただ大人になって、寒ければ厚着をするか暖房を入れ、暑ければ冷房をつけて薄着をするのが当たり前になりました。ちなみに、地元の長崎で学校にエアコンが入ったのは、私が高校2年生の頃でした。

実はこうした便利な世の中が、やせにくさをどんどん強くしていることを知っているでしょうか？

序章でお話ししたように、人間の体にはホメオスタシスという機能が備わっています。

外部環境の変化に合わせて内部環境を整えたり、内部環境の変化を修正したりする働きです。ホメオスタシスのおかげで、体重は簡単には増えたり減ったりしないという話をしました。

これは気温の変化も同じです。気温が高ければ汗をかくことで体内の温度を下げ、低ければ熱を作って体内の温度を上げます。特に内臓は温度が上がり過ぎたり下がり過ぎたりすると正常に働かなくなるため、よほどのことがないと温度が大きく変化することはないのです。

このとき、体の中ではどのような反応が起こっているかというと、外気温の変化を自律神経が感知して、自律神経が発汗や発熱などの反応を引き起こしています。何度もお話ししているように、自律神経は脂肪燃焼において非常に重要な役割を担っています。こうした発汗や発熱をすることは、自律神経を刺激して脂肪燃焼を高めることにつながるのです。逆にエアコンや洋服などに頼り過ぎていると、自律神経が弱って脂肪が分解されにくくなります。つまり、夏は汗をかき、冬は寒さを感じるくらいが自律神経が鍛えられてやせやすくなるということになります。

このように、エアコンや洋服に頼らずに体温調整を自分の力で行うことは、やせやすい体質を作るために非常に重要になるのです。

それでは、具体的にどのようなことを意識すればいいかというと、「エアコンの温度設定を極端にしない」「体温調整をエアコンや洋服に頼らない時間を作る」の2点を意識してみてください。

例えば、夏は暑くてエアコンを24℃などに設定しがちです。しかし24℃だと汗をかかなくなります。また逆に冷え過ぎて血流が悪くなってしまうという問題も生じます。なので、**夏は26～28℃と暑すぎず寒すぎずの温度設定をして、エアコンの温度を極端に低くしないようにしましょう。冬も同じであり、冬もあまり暖かくし過ぎず、室温20℃くらいに設定するとよいです。**

また夏でも冬でも、一日のうちに数時間はエアコンを使わない時間を作ることをお勧めします。これは外に出る時間を作るのでもいいですし、エアコンを切っても大丈夫です。とにかく、エアコンに頼らずに、自律神経の力で体温調整をする時間を作ってみてください。そうすることで自律神経が刺激されて、やせやすい体になります。

こうした理由から、冬は薄着で過ごす方が、自律神経が刺激されてエネルギーが消費されるので、やせやすくなるといえるのです。

49 買い物に行く前におにぎりを食べる

買い物に行ったとき、ついつい余計なお菓子やアイスを買って帰ってしまい、後からお腹が空いてないのに家にあるから食べて後悔した経験はないでしょうか？　私はよくあります。特に、夕方の疲れているときやお酒を飲んだ後に買い過ぎる傾向があります。これにはいくつか理由がありますが、一番影響しているのは脳疲労です。日中の仕事や低血糖で脳疲労が起きて、理性をつかさどる前頭葉の働きが悪くなってしまって余計なお菓子を買ってしまうのです。

つまり、仕事帰りなどにお菓子を買い過ぎないようにするためには、この脳疲労への対策が重要になります。

脳疲労への対策は、一つは安静閉眼です。先ほどもお話ししましたが、夕食の食べ過ぎには食事前の5分の閉眼による休憩が有効になります。もし車で買い物に行くなら、お店に入る前に車内で5分目をつぶるだけでも、脳機能が回復して買い過ぎを防げます。

また脳疲労は低血糖状態で助長されます。血糖値が低くなると、前頭葉の働きが悪くなってしまうのです。特に夕方は、昼食からの時間が空いていることと、血糖値を維持するホルモンが少なくなりやすいので血糖値が下がりやすい傾向にあります。そのため、買い物に行く前におにぎりを食べて糖分補給をすると、脳疲労が軽くなって無駄な買い物が少なくなるのです。

もちろん、おにぎりを食べる余裕がない人もいるはずです。そうした人は、飴《あめ》などでもいいので、とにかく糖分を補ってから買い物に行くようにしましょう。本当にちょっとしたことですが、それだけで買い物の量が大きく変わるので実践してみてください。

補章

脳――

脳をだませば、量を減らさなくても太らない

50 あなたは「やせ脳」を手にした。さて、どうする？

序章から第3章までで、「食欲コントロール法」の基礎から実践までをお伝えしました。ここまでの内容を理解して実践すれば、食欲や体重に良い変化が現れることでしょう。しかし、「食欲コントロール法」によって自律神経とホルモンを整えるだけでなく、脳科学に基づいたアプローチを行うことで、さらに減量を加速させることができるのです。

ここまで話をした自律神経とホルモンへのアプローチは、体が本来の機能を発揮するために必要な行動になります。ただ残念ながら飽食の時代である近年では、食べ物が有り余っているだけでなく、テレビや広告など食品の消費を促す刺激が無数にあります。こうした外部からの誘惑は、自律神経とホルモンによる食欲コントロールとは別のルートから食欲を乱します。

現代社会は普通に生活していると、1～3章でお話しした生活習慣以外の面（テレビや広告など）からも、自律神経とホルモンに影響して食べ過ぎてしまうのです。そうした時に、自律神経とホルモンを整えた上で、脳の特性を利用し、いい意味で脳をだますことで、現代社会でスマートな体型を維持することができるのです。

例えば、脳科学に基づいた工夫をすれば、食事に対する満足感を下げずに食べる量を減らすことができます。器やグラス、スプーンなどを変えることで少量で満足できるようになるのです。

他にも、食事中や食前にあることを実施することでも、無理なくカロリーを減らすことができます。またパンやお菓子も、保存方法や食べ方を変えるだけで、食べ過ぎを防げるようになります。

こうした脳科学的に脳をだます工夫をすることで、あなたのダイエットをさらに加速させることができるのです。第3章までが「食欲コントロール法」の基本になりますが、補章を読むことで、より早く、より大きな結果を得ることにつながります。

51 お椀はワンサイズ小さいものを使う

「ご飯を食べるお椀を変えるだけでやせる」と言ったら、どう感じますか？　「そんなわけない！」と感じる人も多いはずです。お茶碗を変えるだけでやせるなら、100円均一に行って買うだけで簡単にできるので嬉しいですよね。けどこれが実は、お茶碗を変えるだけでやせるんです。理由は、同じ量でも小さいお椀の方が満足感が高くなって、少ない量で食事を終えることができるようになるからです。

これはイメージできるのではないでしょうか？　例えば、同じ150gのご飯があったとして、小さな器に大盛りで入っているのと、大きな器にちょっとだけ入っているのだと、大盛りに見える方が食べる前から満足感が高くなりますよね。そうなんです。**人間の脳は、小さなお椀に大盛りでよそわれていた方が食事に対する満足感が高くなるのです。**

Wansink Bらが、器の大きさによる食べ物の消費量に関する実験をしました。その実験は大学生を対象に行われたもので、同じスナックを4リットルの大きな入れ物に入れて食べた人と、2リットルの小さな入れ物に入れて食べた人を比較したところ、大きな入れ物で提供された人は、小さな入れ物で提供された人よりも、56％多くスナックを食べたという結果になりました。*79

また同じ著者が行った研究では、アイスでも同様の結果が出ており、入れる器だけでなく食べるスプーンの大きさも消費量に影響していることが明らかになりました。具体的には、大きなスプーンを使った方が小さなスプーンを使った人よりも14・5％もアイスを多く食べたという結果になったのです。*80

このように、器やスプーンの大きさで食べる量が変化することは、さまざまな研究で証明されているのです。

子ども用のお椀と大人用のお椀は、どれくらい量が違うか知っていますか？　子ども用の茶碗は普通によそうと約100g、大人用の茶碗は150gになります。なので、大人でも子ども用の茶碗を使うことで、同じ量でも満足感を高めることができます。

ただ、正直なところ子ども用の茶碗では炭水化物の量は少なくなってしまいます。第1

章でお話しした通り、黄金バランスは「タンパク質：脂質：炭水化物＝20：20：60」が一番やせやすいです。ご飯100gだと、よほど小食の人じゃないと炭水化物が全体の50％も超えません。こうなると、栄養バランスが崩れてやせにくくなってしまいます。

なので、食事の満足感を上げたいときは、大人用の小さめのお椀を買うことをお勧めします。近くのお店で買ってもいいですし、ネットで「大人用　小さめ　お茶碗」と検索すると、たくさん出てきます。ご飯が茶碗1杯で満足できないなら、ぜひご飯茶碗を小さめにして今と同じ量をよそってみてください。それだけでも食事の満足感が高くなって、自然と摂取カロリーを減らせるようになります。

もうお気づきの方もいるかもしれませんが、**実はご飯茶碗ではなくおかずを入れる器を小さくした方が一番やせます。**基本的に、ダイエットしている人の栄養バランスはおかずが多くて脂質の割合が高くなっているのが問題です。なので、おかずをよそう器を小さくすることで、脂質を少なくすることができます。

理想的な器の使い方は、

・ご飯は大人の茶碗にしてしっかり食べる

・おかずの器を小さくして少なくする
・サラダや汁物の器は大きくしてたくさん食べる

になります。不足しがちな炭水化物と野菜、汁物は多く食べられるように器を大きくして、食べ過ぎてしまいがちなおかずは小さな器に入れると、やせやすい栄養バランスで満足感も高い食事になります（もちろん、ご飯を食べ過ぎてしまう人は茶碗を小さくして満足感を高めることは有効です）。さらに、スプーンやフォークも、たくさん食べたいものは大きめのものを使い、アイスなど少なく済ませたいものは小さなもので食べるとよいでしょう。

器やスプーンを変えるだけでやせやすくなるなら、今日からやらない手はないですよね？

52 飲み物は縦長グラスで飲む

これまでにもお伝えした通り、私はお酒がめちゃくちゃ好きです。ストレス解消に飲んでいるというより、純粋に味が好きで毎日のように飲んでいます。ここ数年は赤ワインにハマり、近くにある長女の同級生のお父さんが営んでいるワイン屋でワインを調達して飲んでいます。また、家から歩いて10秒のところにワインバーがあるので、そこでもよく飲んでいます。

あなたは日常的に飲んでいる飲み物はありますか？　嗜好品《しこう》としてジュースやお酒を飲むのはよいことだと思います。やせるために禁止にする必要はありませんし、それで人生の楽しみが減ったら本末転倒です。ただ、ジュースやお酒の飲み過ぎがよくないのはあなたも知っての通りです。そんなときに、グラスを変えるだけで飲み過ぎないようにできることを知っていますか？

お椀の話と同じで、飲み物も入れ物を変えると同じ量でも満足感が変わります。グラスには縦長と幅広のものがあります。あなたの家にはどちらのグラスが多いでしょうか？実は、幅広のグラスで飲むよりも、縦長のグラスで飲んだ方が飲み物への満足感が高くなるのです。

これも先ほどの器の大きさの研究を行った著者が検証した実験なのですが、背が高くて細いグラスを与えられた人と、短くて幅広のグラスを与えられた人では、子どもも大人も短くて幅広のグラスを与えられた方が飲み物の消費量が多くなるという結果が報告されています。[*81] つまり、幅広のグラスに注いだ飲み物は多く飲んでしまう可能性が高いということです。

なので、ジュースやお酒など消費量を減らしたい嗜好品は幅広のグラスではなく、縦長のグラスで飲み、スープなどの多く飲んでもらいたいものは幅広のもので飲むのがやせるコツだといえます。

またさらに、グラスの種類によって飲む量だけでなく、食べる量も変わるという報告もあります。東京電機大学の木村氏が行った実験で、学生を対象に2人一組で会話をしてもらい、高級なグラスを使った人とプラスチックのコップに飲み物を入れた人を分けて、その間に飲み物を飲んだ回数とグラスを持つ時間、置いてあるスナックを食べる回数を調べました。その結果、飲み物を飲む回数の平均は高級グラスの学生で4・5回、プラスチックのコップの学生で8・2回、グラス把持時間は高級グラスの学生で64・3秒、プラスチックのコップの学生で144・9秒、スナックを食べた回数は、高級グラスの学生で13・5回、プラスチックのコップの学生で20・8回という結果になりました。つまり、グラスが高級になるだけで、飲む量だけでなく食べる量も減ったということです。*82

このように、グラスに高級感があるかどうかでも、飲む量や食事量に大きく影響します。なので、日常生活で使うグラスは、高級で縦長のを使うと、ジュースやお酒の飲み過ぎ、またはお菓子の食べ過ぎを防げてやせやすくなるのです。

53 お土産はカバンにしまう

お土産というと、私が広島で働いていたときの想い出が1つあります。私は広島で整形外科クリニックに勤めていたのですが、病院は連休明けが非常に忙しくなります。休みで通院できないので、連休明けはめちゃくちゃ患者さんが増えるんです。

あれは私が理学療法士になって2年目のお盆明けの日でした。私の同期のスタッフがお盆明けに有休を取って休んで地元に帰っていたのですが、お土産を持って昼休みに休憩室に来て「あぁー今日暇やわ」と一言言ったんです。出勤している人はめちゃくちゃ忙しくてバタバタしている中、有休で休んだスタッフが「暇」という一言を言ったら、それは働いている人はイラッとしますよね。そして実際、その同期のスタッフは上司から怒られて落ち込んでいました。

なぜかお土産の話になると、いつもこのことを思い出してしまいます。

さて、話がズレましたが「会社でお土産が多くてどうしても我慢できずに食べてしまう」という人は多いのではないでしょうか？　これも週1や月に数回などの頻度であれば問題ありませんが、職場によってはお客さんからの差し入れが毎日あったり、常に誰かが用意していたりして、お菓子が常にあるところもあるはずです。さすがに毎日お菓子をつまんで食べていると、カロリーオーバーになって太ります。もちろん、お菓子が目につくところにないのが一番です。ただ、せっかく買ってきたり準備したりしてくれる人に「要りません」というのも気まずいですよね。

そうしたとき、**無駄に食べないようにするためのコツとして「目につかないところにしまう」というのがあります。**人間、目につくところに食べ物があると、食べたい欲が強くなります。それを目につかないところに隠すだけで、食べたい欲を抑えることができるのです。

そのため、お土産でもらったお菓子は机の上に置いておくのではなく、カバンやポケット、もしくは机の引き出しの中にしまうと、食べずに過ごせるようになります。

こうした「目につくと食べたくなる」という特性を活用して、家でもお菓子を食べる量を減らすことができます。特に、家族がお菓子を買ってリビングのテーブルの上に置いているような状況なら、ちょっとした工夫で食べずに済ませられるようになるのです。

例えば、私の祖母の家はリビングのテーブルの真ん中に果物やお菓子がバスケットに入れて置いてあります。そうした状況だと、テレビを見ながら小腹が空いたら食べるのは仕方ありません。これを防ぐために、バスケットの上に布を一枚かぶせて果物やお菓子が見えないようにするのです。「それだけ？」と思うかもしれませんが、たったこれだけの工夫で食べる量は減ります。

また、お菓子を食べる手間を増やすと食欲は抑えられます。例えば、「解凍しないと食べられない」「椅子に乗らないと取れない場所に置いてある」といったように、食べるために一手間かかる状況にしておくと、面倒で食べる頻度が減ります。

このように、お土産でもらったものはカバンに入れるなど、目につかないところに置けば無駄に食欲が刺激されなくなります。本当にちょっとした工夫ですが、これをやるだけで自然とお菓子を食べる量を減らせるのです。

54 食事量を減らす場合は10%まで

やせるために、食事量を減らさないといけないのは誰もが認めることだと思います。しかし、ダイエット経験者が必ずぶち当たる壁が「減らし過ぎると反動で食べ過ぎてしまう」ということです。

やせたいと考えて食べる量を減らすと、満足感が下がってしまいます。その結果、意志の力が強い間は食事制限を維持できるのですが、ストレスや疲労が溜まると意志の力が弱くなって反動で食べ過ぎてしまうのです。

パーソナルトレーニングでやせてリバウンドする人にも同じ現象が起こります。トレーナーという監視役がいる間は意志力が働いて食事制限ができていても、パーソナルトレーニングの期間が終わったら緊張の糸が緩んで食べ過ぎてしまうのです。

こうしたことを避けるためにも、食事量を減らしていくときには工夫が必要になります。

いきなりですが、「変化盲」という言葉を聞いたことがあるでしょうか？　心理学の用語で、「起こっている変化に気づけない現象」のことをいいます。[*83]

例えば男性であれば、奥さんの化粧が少し変わっても気づかない現象は変化盲です。他にも、料理をいつもと違う味にしても気づかないなども同じ現象になります。実は食事制限をするときにも、この変化盲を使うことが大切になるのです。

食事制限をするとき、人間の脳は元の量よりも20％減ると「あれ？　明らかに少なくなったぞ」と気づきます。その結果、食事に対する満足感が下がってしまうのです。食事の満足感が低くなると、食後に余計なものを食べてしまったり、後からの反動による食べ過ぎを強めたりします。つまり、変化盲の範疇《はんちゅう》を超えているのです。

そうしたことを避けるためにも、食事制限をするときには変化盲が起こる範囲でやることが正解です。

20％減らすと脳が気づくため、減らす量は10％までにしておきましょう。そうすることで変化盲を起こしながら食事量を減らせるため、満足感を下げることなく食事制限ができるようになります。

自分自身の食事制限だけでなく、旦那さんの減量や子どもさんのお菓子を減らしたいときにも、この10%という数値を意識してみてください。

55 コストコ会員をやめる

私は熊本に住んでいるのですが、熊本にも最近コストコができました。コストコはアメリカに本社がある会員制倉庫型店であり、コストコで買い物をするためには年会費を支払って会員になる必要があります。コストコの個人会員は、2021年の時点で4840円／年（税込）になっています。私自身は会員ではないですしコストコに行ったこともないのですが、知人には会員になってコストコでの買い物を楽しんでいる人は多いです。たまに知人からコストコで買った商品をいただくのですが、商品の質にもこだわっていますし、何よりも大きくて大量に売っているのも人気が出ている理由の一つだと感じています。

ただ、実はコストコの会員でいると太りやすくなる可能性が高くなるのです。

コストコに限った話ではありませんが、**大袋に入ったお菓子などを買うと、お菓子を食べる量が自然と多くなります。**その理由の一つは、先ほど話をした「大皿に盛ると食べた量がわからなくなって食べ過ぎる」ということです。お菓子も大量に入っているものを買って食べると、自分がどれくらい食べたかを把握できずに、無意識のうちに食べ過ぎてしまうのです。

また一度袋を開けてしまうと、悪くなる前にできるだけ早く食べないといけないと考えてしまいがちです。例えば、「家にあるスイーツの消費期限が今日までだから、お腹空いてないけど食べた」という経験はあるのではないでしょうか？ 大袋のお菓子を買うと、それと同じ現象が起きて食べ過ぎてしまうことになります。実際、私の生徒さんでお菓子を食べ過ぎる人に多いのは、家族のために大袋のお菓子を買って、常に家にお菓子が置いてあるような人です。

こうした理由から、何を買っても大量に入っているコストコで買い物をするのは、ダイエットのためを考えるとやめた方がいいといえます。

ただ、一気に買い物を済ませて、なおかつ安い価格で購入できるコストコは魅力的ですよね？ どうしてもコストコの会員をやめたくない人は、買った後の保管方法や食べ方を工夫しましょう。

例えば、パンなど冷凍できるものは冷凍保存すると、食べられる期間が長くなるので慌てて大量に食べる必要がなくなります。なので、冷凍できるものは冷凍するようにしましょう。また大袋に入ったお菓子は、家に帰ったら小袋に分けることをお勧めします。例えば、チョコが100個入っているお菓子があったとしたら、それを10個ずつに小分けするということです。そうすることで、自分がどれくらい食べたかを把握できます。

さらに、食べ方も工夫すると食べる量を減らせます。大量のお菓子は大皿に一気に盛るのではなく小皿に、しかも一人ひとり量を決めて出すようにしましょう。それだけで、無駄に食べることが減ります。

このように、便利でお得なコストコですが、会員をやめるまでしなくても、保管方法や食べ方を工夫しないと、自然と食べる量が多くなってしまいますので注意してください。

56 食事は一人ひとり別で盛りつける

富永家は私と妻、長女、長男、チワワ5人家族なのですが、チワワ以外の4人は食欲旺盛で、本当によく食べます。今でも忘れないのが、2年前に家族で焼き鳥屋に行ったとき、注文するとエンドレスに食べ物が届くから長女と長男が焼き鳥を頼み続け、1時間で会計が2万円近くいったことです。その焼き鳥屋は、大人が飲んで食べても一人4000円程度なのに、その日は私もビール3杯、妻はアルコールなしでこの価格で驚きました。

そんな富永家は、おかずを大皿に載せる日があるのですが、その日は好きなものだと取り合いになります。大人が遠慮すればいいのでしょうが、早く取らないと子どもに全部食べられてしまうので、急いで取ってしまう癖がついているのです。そんな状況なので、できるだけ一人ひとり別の皿でおかずは盛りつけるのですが、あなたの家はどうでしょうか？　実は、この盛りつけ方で食べる量が大きく変わるのです。

家族の数が増えるほど、面倒で大皿に盛って各自で好きなだけ食べるというスタイルの家が多いのではないかと思います。私の実家は４人家族でしたが、基本的には大皿に盛ってそれぞれが食べるスタイルでした。余談ですが、私も弟もすごい量を食べる兄弟だったので、おかずの量も大量に準備されており、今考えるとものすごい食費だったのではないかと思っています。あのとき、何も言わずに美味しいご飯をたくさん準備してくれた母には、本当に感謝しています。

話がズレましたが、**実は一人ずつお皿に盛るのではなく、大皿に盛ると食べる量が増えてしまいやすくなることがわかっています。**大皿に盛っているのを食べていると、自分が食べた量が途中でわからなくなって食べ過ぎてしまうのです。

もちろん、骨付きなどで自分のお皿に食べかすを残しているなら話は別ですが、そうでない場合は大皿ではなく、一人ひとり別のお皿に盛りつけた方が自然と食べる量が減ってやせやすくなるのです。少し面倒ですが、大皿に盛っていたなら試してみてください。

57 五感を使って食べる

私はワインが好きなのですが、ワインを飲むときはまずはゆっくり香りを味わいます。そして口の中に一口入れて転がして舌ざわりや味を楽しんで飲み込みます。また、グラスを回して空気に触れさせながら、ワインを視覚的にも楽しみます。音楽を聴きながらワインを飲めば、嗅覚、味覚、触覚、視覚、聴覚の五感をフルに使って楽しめる趣味だといえます。

個人的な話になりますが、食事よりもワインの方が五感をフルに活用して味わって飲んでおり、ワインを飲み始めてから食事も五感を使って食べるようになりました。実はこうした五感を使って食事をすることが、ダイエットにつながることを知っていますか？

食事の満足感を作る要因はいくつかあります。既に述べた胃への重量感、脳における血糖値の上昇だけでなく、香りや味といった感覚の刺激も食事に対する満足感を高めます。

名古屋経済大学自然科学研究会会誌に掲載された論文では、15人の学生を対象に香りがある「もも水」を2つ用意し、片方は鼻をつまんで飲み比べてもらったところ、鼻をつまんだ方を美味しいと答えた生徒が3人だったのに対して、鼻をつままずに飲んだ方を美味しいと答えた生徒は12人だったと報告されています。[*84] つまり、嗅覚刺激がないと美味しいと感じにくくなるのです。

当たり前ですが、食事も美味しいと感じた方が満足感が高くて少量で満足できます。想像してみてもらいたいのですが、「本当に食べたいアイス」と「本当は好きではないけど低糖質・低カロリーのアイス」の2つだと、どちらを食べた方が満足感が高いと思いますか？　当然、前者の「食べたいと思ったアイス」を食べた方が満足感は高くなります。その結果、物足りなさで追加して食べることがなくなるのです。

このように、**五感を使って食事をすると食事に対する満足感が高くなって、全体的な食べる量が減ってやせやすくなります。**

最後に、具体的に五感を使って食べるためのポイントをお伝えします。食事では、視覚、嗅覚、聴覚、触覚、味覚の全てを使って食べるほど満足感が高くなりやすいです。次に記す5つを意識してみましょう。

・音を聴く（肉が焼ける音など）
・食べ物の香りを嗅ぐ
・色合いや湧き立つ湯気を見る
・口の中に入れて舌先で味わう
・食感を感じる

これら5つを意識すると、五感が刺激されて食事に対する満足感が高くなります。もちろん、忙しい中で毎食のように五感をフル活用して食べるのは困難だと思います。ただ、そうした中でもあなたが意識できることから始めてみましょう。少しの意識が食事に対する満足感を変え、食事量を減らすことにつながりますので実践してみてください。

58 キャベツは最高のダイエット食品

「野菜をしっかり食べなさい」

私が子どもの頃によく言われた言葉ですし、今も無意識に自分の子どもにも言っています。子どもの頃は野菜の美味しさがわからず、肉や魚ばかり食べていましたが、大人になって野菜の美味しさに気づいて、今では積極的に食べています。子どもたちはあまり好んで食べないのですが、これには大人と子どもの味覚の違いがあるのかもしれません。

そのような野菜ですが、食物繊維やビタミンなど、他の食材からは摂れない栄養素が豊富に入っています。中でも食物繊維は多くの人が不足しやすい栄養素です。ですので、栄養バランスを整えるために、野菜を積極的に食べることは正解といえます。そして野菜の中でも、キャベツはダイエットに最適な野菜だということを知っていますか？

キャベツのダイエット効果は主に次の３つになります。

・水溶性食物繊維による食欲、代謝の安定
・食物繊維による血糖値上昇の抑制
・食物繊維による便通の促進

キャベツには１００g当たり１・８gの食物繊維が入っています。[*23] 中でも水溶性食物繊維が０・４g入っており、この水溶性食物繊維が食欲と代謝を安定させる短鎖脂肪酸を増やしてくれます。

またキャベツの食物繊維は、食前に食べることで血糖値の急上昇を防ぐ働きがあります。血糖値の変化が緩やかになると、脂肪蓄積を促すインスリンの分泌も少なくなるので、太りにくくなるのです。

さらに、食物繊維は腸を刺激して便通をよくしてくれます。便通がよくなれば、当然その分だけ体重は落ちますし、腸内環境が整います。腸内環境がよくなると、腸内で生成される食欲や代謝に関わるホルモンも作られやすくなって、結果的にやせやすくなるのです。

このように、キャベツにはダイエットを加速させる要素がたくさんあります。

また、**キャベツを酢につけて作る「酢キャベツ」にすると、さらにダイエット効果が高まります。**

酢キャベツの作り方は簡単で、キャベツ100gに酢を大さじ2~3杯、塩を少々入れて完成です。酢キャベツにすることで、キャベツのダイエット効果に酢の力が加わり、さらにやせやすくなります。

例えば、酢に入っている「クエン酸」は、脂肪の分解を促す効果があります。つまり、酢に漬けることで脂肪燃焼効果が高まるのです。また酢には、キャベツと同じで血糖値の急上昇を抑えたり、便通をよくしたりする効果があります。そのため、酢に漬けることで先ほど説明したキャベツのダイエット効果が高まるということです。

ただ難点は、酢キャベツの味が苦手な人が多いということが挙げられます。個人的には、酢キャベツにマスタードを入れると味の問題も改善されて日常的に食べることができると感じています。

酢キャベツは、酢とキャベツというどこにでも売っている材料で手軽に作れるダイエット食品になります。もし酢とキャベツが嫌いでなければ、毎食の食前に酢キャベツを食べてみることをお勧めします。

59 食後に5回のスクワット

やせる運動というと、「パーソナルトレーニングでトレーナーにマンツーマンで指導」「週3回ジムに通って道具使った筋トレ」「毎日1時間のウォーキング」といったように、努力が必要というイメージがあるのではないでしょうか？　私も、ダイエットについて学ぶ前までは「有酸素は20分以上やらないと脂肪が燃えない」「ジムに通うくらいの運動をしないとやせない」と思っていました。

実際、ダイエットを頑張っている人の大半は、今挙げたような努力をしているのではないかと思います。

しかし、一時的な減量ではなく本当の意味でダイエットを成功させたいなら、こうした運動ではなく、もっと簡単な運動の方がよいです。例えば、食後に5回のスクワットといった運動が、ダイエット成功の鍵を握っているのです。

ダイエットの成功に大切なのは、短期間の大きな変化ではなく、長期間続けられる小さな変化になります。つまり、継続することが最も重要なのです。もちろん、イベントや大会などに向けた短期的な減量であれば、大きな努力が必要になります。ただダイエットを一時的なイベントではなく、一生スリムな体型を維持するために行っているなら、大きな変化よりも長く続く小さな変化の方が大切です。

イメージするとわかると思いますが、一時的に運動を頑張ってやせた場合、その運動を継続しないとやせた体型は維持できません。運動という変化を起こして体型が変わったなら、それを維持するために運動を続けないといけないのは当然です。これが小さな変化であれば、運動は継続できるでしょう。

ただ、「毎日1時間のウォーキング」など、大きな努力が必要なものだと続けるのは難しいですよね。

パーソナルトレーニングでリバウンドする理由の一つはここにあります。トレーナーがついてお尻を叩かれている数カ月は頑張れてやせられても、その後に同じ食事や運動を続けられる人は少ないです。

当たり前ですが、パーソナルトレーニングを受けていたやせた生活をやめて、やせる前の生活をすれば体重も元に戻ります。

こうしたことから、やせるための運動は10年後も続けられるような運動でなければいけないのです。

じゃあ、どれくらいの運動がよいかというと、私が指導するときには次のような条件を提示します。

・どれだけ忙しくても達成できる
・旅行中でも実施できる
・10年後も続けられる

これらの条件を満たす運動であれば、ほとんどの人が無理なく継続できます。例えば、ウォーキングとなると、雨が降ったり旅行に行ったりするとできません。人間は数日でもやらないと「もういっか」となって継続していたことをやめます。なので、ウォーキングよりも室内での足踏みやスクワットなどの方がよいです。具体的に、私がよく提案する運動には、次のようなものがあります。

・室内での足踏みも合わせて８０００歩／日
・食後のスクワット５回
・歯磨き中に爪先立ち５回

特に、食事や歯磨きなど、既に習慣化していることと関連させると、運動も続けやすくなります。こうした小さな行動を長期的に続けることが後々の大きな結果につながるのです。

ここまでの話を聞いて、「そんな運動じゃやせないでしょ」と感じる人も多いと思います。確かに、毎日スクワットを５回しても、消費されるカロリーは２kcal程度ですし、筋肉も増えないでしょう。

しかし実際には、目標は５回と少なくても、やり始めるとそれ以上にやってしまうのが人間の特徴なんです。

目標を小さくするポイントは、どんなときでも達成することで、運動を習慣化することにあります。

なので、最低の目標はできる限り小さくすることが大切です。ただやってみるとわかりますが、時間や体力に余裕があれば「まだ余裕があるから今日は15回くらいやってみようかな」となって、結局は5回以上実施する日が多くなります。また、スクワットを継続してやっていると、「ちょっと外に出て散歩でもしてみようかな」と、別の運動をやり始める人も多いです。

その結果、目標は小さな運動の習慣なんですが、実際には目標以上の運動をやることになって、大きな結果を生み出すことになるのです。

これまで、「私は運動が続かない」と悩んでいた人も多いと思いますが、それはおそらく目標が最初から大きすぎただけで、食後にスクワット5回など目標を小さくすれば、継続して習慣化できるようになるはずです。どんなときでも達成せざるを得ないくらい小さな目標を立ててみてください。

60 朝の散歩は最高のダイエット習慣

私が数年以上継続している習慣の一つに「朝の散歩」があります。朝のストレッチは20年以上継続していますが、ここ3年は朝のストレッチに加えて20分程度の散歩を毎日実施しています。

こうした朝の有酸素運動はダイエットを成功させるために非常に有効です。「たった20分でいいの？」と感じるかもしれませんが、時間ではなく朝からの運動が一日の食欲と代謝を安定させてくれるのです。朝の散歩で食欲と代謝が安定する理由は次の3つです。

・生体リズムが整う
・セロトニンが分泌される
・健康意識が高まる

・生体リズムが整う

人間の体には、「体内時計」と呼ばれる機能があります。体内時計とは、時計などの時間を見なくても、おおよそ24時間のリズムを刻んでくれる仕組みです。例えば、真っ暗な時計もない部屋で過ごすと、時間が全くわからなくなります。しかしそれでも人間は、朝の時間帯に起きて夜の時間帯に眠ります。これは、体内時計が起床と睡眠に関する24時間のリズムを作っているからです。実は、こうした体内時計に自律神経が大きく影響しており、体内時計が狂うと自律神経も悪影響を受けるのです。

そして体内時計のリズムを整えるのに有効なのが、太陽の光と運動、食事の3つになります。朝からこれら3つの活動をすると、体内時計がリセットされてリズムが整うのです。体内時計が正常に働くようになった結果、自律神経の働きが整って食欲と代謝が安定するということです。朝から散歩をすると、太陽の光と運動という2つの刺激が加わることで体内時計が整います。

こうした理由から、朝から散歩をすると食欲と代謝が安定してやせやすくなるのです。

・セロトニンが分泌される

朝から太陽の光を浴びると、「セロトニン」というホルモンが分泌されます。セロトニンは何度も出てきているので覚えている人が多いと思いますが、気分や食欲を安定させてくれるホルモンになります。うつっぽい人に日光浴や散歩が勧められるのは、気分の落ち込みを改善するためにセロトニンの分泌が有効だからです。

朝から散歩をすると、ホルモンバランス的にも食欲が安定しやすくなります。

・健康意識が高まる

朝から運動をすると、健康意識が高まって不健康な食べ物を食べなくなったり、無意識に体を動かしたりするようになります。あなたも経験があるのではないでしょうか？　二度寝をして朝からダラダラ過ごすと、その後も食べ過ぎてしまったり、家の中でゴロゴロしたりしやすくなります。逆に休日に早起きして、朝からストレッチや散歩をすると、その日一日の生活も精力的になりやすいのです。

こうした健康意識を高めることも、朝からの散歩で得られるダイエット効果の一つになります。

61 美味しい食べ物を食べるとやせる

友達とランチに行ったとき、あなたがメニューを選ぶ基準は何にあるでしょうか？　おそらくダイエットをしているなら、「カロリーが低いもの」「糖質量が多くないもの」「できるだけ野菜が多いもの」「揚げ物でないもの」といった、太りにくいメニューを選ぶ人が多いはずです。健康を意識してメニューを選ぶのは悪いことではありません。私は外食が多いのですが、ある程度は健康を意識したものを選んでいます。

しかし、あまりにダイエットを意識したメニューを選んでいると、やせやすくなるどころか逆に太りやすくなってしまうのです。外食では、やせるではなく美味しい食べ物を選択することをお勧めします。

先にも述べたように、食事に対する満足感には五感が影響しています。美味しそうな匂

いや見た目、好きな味、食感はあなたの満足感を高めてくれます。逆に嫌いな食べ物は、どれだけ量を食べても満足しにくいです。これが、太りにくい食べ物を選んでも同じ現象が起こることになります。

これも経験があるのではないでしょうか？　ランチで食べたいものではなくヘルシーなものを選んで食べた結果、満足感が得られずに後から甘いものを食べてしまって結局はカロリーオーバーになってしまったといったことです。昼食や夕食で起こることが多いのですが、太りたくないばかりにカロリーや糖質が低いものを食べても、後から余計なものを食べてトータルのカロリーがオーバーしたら太ります。

それよりも、**食事で多少カロリーが高くても満足できて、間食せずに済ませた方が結果的にトータルカロリーも抑えられてやせやすくなるのです。**

私のように外食頻度が高い人は、ある程度は気を付けた方がいいですが、週に数回程度の外食であれば、ヘルシーで太りにくそうなものよりも、あなたが美味しいと感じるものを選んだ方がやせやすくなるのです。

62 買い物はコンビニではなくスーパーがおすすめ

最近、コンビニで買い物する機会が増えています。昔はコンビニというと「美味しくない」「体によくない」というイメージが強かったので、水やコーヒーくらいしか買っていませんでした。ただ最近は、コンビニにも健康的な食品が並んでいますし、昔と比べると味も格段によくなっています。ダイエットに適している商品も多く、YouTube で紹介したコンビニ商品もたくさんあります。

そうした便利なコンビニですが、どれだけ健康的で太りにくい商品が用意されてもダイエット的にはお勧めできないのです。特に食欲が乱れて食べ過ぎてしまいがちな人は、買い物はコンビニではなくスーパーですることをお勧めします。

コンビニでの買い物をお勧めしない一番の理由は、「すぐ食べられるものを購入しやすい配置になっている」ということです。コンビニのレジをイメージしてみてください。横に置いてあるのは唐揚げやポテトといった揚げ物、中華まんなどの手軽に食べられる食べ物ばかりです。おにぎりなどを買おうと思ってコンビニに行って、レジに並んでいるときに唐揚げが目に入って買った経験はないでしょうか？　私はあります。そうなんです、コンビニは商品を多く買ってもらうために衝動買いをしやすい商品配置になっているんです。

その一方でスーパーは、レジの横にあるのは電池などの日用品になります。スーパーのお客さんには主婦などが多いので、主婦のついで買いを刺激するような配置になっているわけです。

こうした理由から、買い物をするときは、できるだけコンビニではなくスーパーですることをお勧めします。特に仕事帰りなどで疲れているときにコンビニに寄ると、衝動買いをしてしまいやすくなるので注意が必要です。買い物は落ち着いた時間にスーパーでするようにしましょう。

63 買い物前に果物を食べるとやせる

買い物に行って「お菓子を買うつもりじゃなかったのに買ってしまった」という経験はないでしょうか？　私は結構あります。また、ちょっとしたおかずを買うために行っただけなのに、余計なものを買ってしまったり、サラダなどの軽いものを買おうと思って買い物に行ったのに揚げ物まで買ってしまったなど余計な買い物をしてしまうことも少なくありません。

当たり前ですが、買い物のたびに余計なものやカロリーが高いものを買っていると、それは太りやすくなります。ダイエット中なら、できるだけ買い物もヘルシーなものを買いたいと思うはずです。

実はこれが「買い物前に果物を食べる」という一工夫をするだけで、無駄なものやカロリーが高いものを買いにくくなるのです。

買い物前に果物などの健康的なイメージがある食べ物を食べると、「プライミング効果」が働いて、無意識に買い物でも健康的な食べ物を買うようになります。プライミング効果とは、ある行動をする前に受けた刺激が、無意識下で次の行動に影響を及ぼす現象をいいます。[*69]

例えば、昼休みにパン屋の前を通ってパンの美味しそうな香りを嗅いだとします。そうすると、意識してなくても帰りの買い物でパンを買ってしまうといった現象はプライミング効果によるものです。このプライミング効果を上手く活用して、買い物の前に果物や野菜といった健康的なものを食べておくと、自然と買い物でも健康的なものを選びやすくなるのです。

もし買い物でジャンキーなものやカロリーが高いものを買ってしまいやすいなら、ぜひ果物などを食べて買い物に行ってみてください。

64 ポテチはお皿に盛って食べよう

いきなりですが、ポテチは何味が好きですか？　うすしお派とコンソメ派に分かれると思いますが、私はうすしお派です。ただ最近は加齢のためか、一時期の健康を気にし過ぎた生活のためか、ポテチもあまり食べなくなりました。最近は、化学調味料無添加のポテチも販売されており、時代が変わったなぁとも感じています。もちろん、それでも体によいものでもないため、食べないでいいなら食べない方がよいのは間違いありません。

またダイエット的にも、揚げ物であり１００ｇで５００kcal以上ある上に、サクサク感から食べ過ぎてしまうのでお勧めはできません。当たり前ですが、食事とは別にポテチを日常的に食べていたら太ります。ただ、中にはポテチを食べたいという人もいると思います。ポテチを食べるときは、食べ過ぎないための工夫が必要になるのです。

ポテチを食べ過ぎないための工夫の一つに「お皿に盛って食べる」があります。ポテチというと袋に手を突っ込んで食べる人が多いのではないでしょうか？　私も昔はそうやって食べていたのを覚えています。ただポテチはそうやって食べると食べ過ぎてしまいやすくなるのです。

袋に手を突っ込んで食べていると、いつの間にかなくなっていて「あれ？　もうなくなったの？」と物足りなさを感じた経験があるはずです。先にも説明しましたが、**人間はどれくらい食べたかが不明確だと、食べたことに対する満足感が低くなります。そのため、袋からそのまま食べていると、満足できないままたくさん食べてしまうことになるのです。**

そうしたことを防ぐために、お皿に盛って食べることをお勧めします。お皿に盛れば、どれくらい食べたかが視覚化できて、食べ過ぎを防ぐことができます。もしくは、小袋のポテチを選んで食べることも有効です。小袋だと、たくさん食べたらその分だけ食べた袋が残るので、食べ過ぎに気づけて食べる量が減ります。

このように、ポテチに限った話ではないのですが、大袋に入っているお菓子を食べるときはお皿に盛るか、小袋のものを選ぶようにしましょう。

65 パンは冷凍させる

「パンは食べ過ぎるからダイエット中はできるだけ食べないようにしている」という人は多いです。パンを食べ過ぎてしまうというのは、私もよくわかります。パンだけだと満足感が低く、何か物足りないのでたくさん食べ過ぎてしまいがちです。これには、噛み応えのなさや水分量の少なさが関係しているのですが、何にしてもパンは食べ過ぎてしまいやすい食べ物になります。

第1章でパンならベーグルがお勧めという話をしましたが、たとえ脂質が低いベーグルであっても、食べ過ぎれば太ります。ただ中には、「家族がパンを大量に買ってくるから消費しないといけなくなる」という人もいるはずです。そうしたときに、パンをたくさん買う人は冷凍保存することをお勧めします。

パンは冷凍すれば、慌てて消費する必要がなくなります。大量に買って消費期限が切れるからと、お腹が空いてないのにたくさん食べた経験がある人も多いはずです。最初から冷凍保存しておけば、その問題は解消できます。

また人間は、少しの手間が加わると余計に食べなくなるという特性をもっています。冷凍したパンは、「解凍」という一手間をかけないと食べられないので、衝動的に食べたくなっても面倒さが勝って食べるのをストップしてくれるのです。

もちろん、冷凍できないパンもあるでしょう。ただ、食パンやベーグルなどの冷凍できるパンは、その日に食べる分以外は全て冷凍することをお勧めします。本当にちょっとした工夫ですが、たったこれだけでパンを食べ過ぎることがなくなるのです。

パン以外にも、和菓子なども冷凍できるので、お土産で大量にもらったときなどは冷凍保存するようにしましょう。

おわりに～流行に流されないようにしよう～

「当たり前のことを当たり前にやることが大切です」

これまで、私が何百人というダイエットで悩める人に言ってきた言葉です。やせられないとき、多くの人は「自分はやせるための新しい情報を知らない」「次こそはやせられるダイエット方法を見つける」と考えて情報収集をします。そしてそれに乗っかるように、SNSや本、ネット上に毎年毎年新しいダイエット方法が出てきます。

目新しいダイエット法を見つけると「これならやせられるかも……」と期待する気持ちもわかります。私も、ダイエットを勉強する中で、何度も「誰もがやせられる答え」を探してきたからです。しかし「万人共通の方法はなく、ダイエットのやり方は一人ひとり違う」という結論に至りました。

そして本書で解説した理論のように、「人間には本来、太らないような仕組み（ホメオスタシス）が備わっており、それが破綻してしまうのが太ってしまう原因」と考えて、そのホメオスタシスを崩す生活習慣を見つけて改善するアプローチを実施しています。その結果、世間一般的に行われている食事制限やキツい運動のような、無理やりやせることをしなくても、自然と食欲がコントロールされてやせていくというダイエット方法に至ったのです。それが私が提唱する「食欲コントロール法」になります。

おそらく、過食していたり、食べ過ぎたりしているなら、「自然と食べ過ぎなくなる」と言われても信じられないでしょう。私のこれまでの生徒さんも、最初は半信半疑で取り組まれた方が多いです。しかし、「食欲コントロール法」を実践した方の多くが

・嘘《うそ》のように食への執着がなくなった
・全然努力してないのに体重が減った
・人生が変わった

といったことを言われています。この最後の「人生が変わった」という言葉が、私がダイエット指導を続けている一番の理由です。

正直、ダイエット指導はかなりつらいこともあります。特に、摂食障害の方に対する指導になると、食事や運動指導よりも、メンタルケアが大半になります。もちろん、私は心療内科の医師でもカウンセラーでもないため、専門分野は専門家に任せます。ただその中

でも、自分にできることはないかと考えて実践してきて、それでも上手くいかずに何度もダイエット指導者をやめようと考えたこともあります。

ただ、そのたびに「富永さんのおかげで人生が変わりました」という言葉をかけていただいたおかげで、使命感が湧いて続けてこられました。私がここまでSNSでの情報発信やダイエット指導を続けてこられたのは、間違いなくこうしたメッセージをくださった方々のおかげです。もちろん、妻をはじめとした家族の支えもありますが、妻は「もう無理して続けなくてもいいんじゃない」といつも私の状態を心配してくれて「無理しなくてもいい」というメッセージを送ってくれていました。その中でも継続してここまでこられたのは、生徒さんとフォロワーさんのおかげです。

ある程度のフォロワーが増えてくると、誹謗《ひぼう》中傷のようなコメントやDMなどで、疲弊した時期もありますが、そのうちの1割でも「人生が変わった」と言ってくれれば、それは私が発信し続ける力になります。

最後になりますが、私はその人がやせているとか太っているとかに興味はありません。「ダイエット指導者なのに何言っているの?」と思った人も多いかもしれません。ただ私は、ダイエット指導者になって多くのダイエットに悩める人と接してきて「ダイエットから解放されたらもっともっと人生が楽に楽しくなるのに」とずっと思い続けています。

本書の内容も、特別なことは何も書いていません。理屈っぽく書いている部分も多いと思いますが、本書の内容を一言で言えば「当たり前のことを当たり前にブレずにやり続ける工夫をしましょう」になります。

もちろん、本書の内容を実践してもパーソナルトレーニングや断食のように短期間で大きくやせることはありません。ただ時間はかかっても、やせるだけでなくダイエットにとらわれない人生を手に入れられるはずです。

本書の内容が、少しでもあなたを食や体重の支配からの解放に役立てれば幸いです。

95. 依存症の脳科学（<研究報告>倫理学者のためのニューロエシックス） 太田 徹，佐々木 拓
96. 座位行動の科学―行動疫学の枠組みの応用― 岡 浩一朗，杉山 岳巳，井上 茂，柴田 愛，石井 香織，OWEN Neville
97. Alcohol consumption and body weight: a systematic review. Carmen Sayon-Orea, Miguel A Martinez-Gonzalez, and Maira Bes-Rastrollo.
98. Role of the normal gut microbiota. Sai Manasa Jandhyala, Rupjyoti Talukdar, Chivkula Subramanyam, Harish Vuyyuru, Mitnala Sasikala, D Nageshwar Reddy.
99. Ghrelin: much more than a hunger hormone. Geetali Pradhan, Susan L. Samson, and Yuxiang Sun.
100. The artificial sweetener acesulfame potassium affects the gut microbiome and body weight gain in CD-1 mice. Xiaoming Bian, Liang Chi, Bei Gao, Pengcheng Tu, Hongyu Ru, Kun Lu.
101. Gut microbiota and metabolic syndrome. Davide Festi, Ramona Schiumerini, Leonardo Henry Eusebi, Giovanni Marasco, Martina Taddia, Antonio Colecchia.

77. Cross-sectional relationship of pedometer-determined ambulatory activity to indicators of health. Catherine B Chan, Elizabeth Spangler, James Valcour, Catrine Tudor-Locke.
78. 『小さな習慣』スティーヴン・ガイズ
79. Wansink B, and Cheney M.M. Super Bowls: serving bowl size and food consumption. The Journal of the American Medical Association 2005；13;293（14）:1727-1728.
80. Wansink B, Van Ittersum K. and Painter J.E. Ice cream illusions bowls, spoons, and self-served portion sizes. American Journal of Preventive Medicine 2006；31（3）:240-243.
81. Wansink B, Van Ittersum K. Bottoms up! The influence of elongation on pouring and consumption. Journal of Consumer Research 2003；30:455-463.
82. グラスデザインが飲食物の摂取量及び食味評価に及ぼす影響の社会心理学的解明 木村 敦
83. 経験の豊かさは何によって測られるべきか？―「大いなる錯覚」を巡る議論の含意　呉羽 真
84. 食物における視覚と嗅覚の役割について　堀尾 拓之，池田 早希
85. Whole-body calorimetry studies in adult men. 2. The interaction of exercise and over-feeding on the thermic effect of a meal. H M Dallosso, W P James.
86. 国民健康・栄養調査（1976 ～ 2019）
87. Mechanisms of Weight Regain following Weight Loss. Erik Scott Blomain, Dara Anne Dirhan, Michael Anthony Valentino, Gilbert Won Kim, and Scott Arthur Waldman.
88. Ironic processes of mental control. D M Wegner.
89. Seidelmann SB, Claggett B, Cheng S, et al. Dietary carbohydrate intake and mortality: a prospective cohort study and meta-analysis. Lancet Public Health 2018; 3:e419 419.
90. Blood plasma levels of cortisol, insulin, growth hormone and somatomedin in children with marasmus, kwashiorkor, and intermediate forms of protein-energy malnutrition. SMITH I F, LATHAM M C, AZUBUIKE J A, BUTLER W R, PHILLIPS L S, POND W G, ENWONWU C O.（ Cornell Univ., New York）
91. Takeuchi H, Matsuo T, Tokuyama K, Shimomura Y, Suzuki M. Diet-induced thermogenesis is lower in rats fed a lard diet than in those fed a high oleic acid safflower oil diet, a safflower oil diet or a linseed oil diet. J Nutr 125 : 920-925.
92. Regulation of Body Weight in Humans. ERIC JÉQUIER AND LUC TAPPY. Institute of Physiology, University of Lausanne, Lausanne, Switzerland.
93. The impact of sleep deprivation on food desire in the human brain. Stephanie M. Greer, Andrea N. Goldstein & Matthew P. Walker.
94. Japanese Dietary Lifestyle and Cardiovascular Disease. Norio Tada, Chizuko Maruyama, Shinji Koba, Hiroaki Tanaka, Sadatoshi Birou, Tamio Teramoto, Jun Sasaki.

sympathovagal balance, carbohydrate regulation, cortisol, and thyrotropin. J Clin Endocrinol Metab 2004；89：5762-5771.
60. The Effects of Mastication on Insulin Secretion（Part II） Hideto MATSUDA, Kazuyoshi HASHIMOTO, Tetsuya SEKI, Toshio TAKIGUCHI, Morimasa YAMAMOTO, Shigeru SUGIYAMA, Takurou TAKEICHI, Yutaka ITO, Yoshihiro KURISAKI, Shigeru SAITO, Kazuo TAKADA, Masami NAGASHIMA
61. 咀嚼によるストレス軽減効果（研究発表論文）（Effect of chewing on stress reduction［Research Papers,The 35th Symposium on Life Information Science］） Shuichi HASHIZUME, Kimiko KAWANO, Hideyuki KOKUBO, Mikio YAMAMOTO, Hidetsugu KATSURAGAWA, Akihiko KAMADA, Tsuneo WATANABE
62. Sitting time and all-cause mortality risk in 222497 Australian adults. Hidde P van der Ploeg, Tien Chey, Rosemary J Korda, Emily Banks, Adrian Bauman.
63. 『長生きしたければ座りすぎをやめなさい』岡 浩一朗
64. 腸内細菌叢と肥満症　入江 潤一郎，伊藤 裕
65. Hypothesis: bacteria control host appetites. Vic Norris, Franck Molina, Andrew T Gewirtz.
66. A Brief Review on How Pregnancy and Sex Hormones Interfere with Taste and Food Intake. Marijke M Faas, Barbro N Melgert, Paul de Vos.
67. 治療の進歩 2. 肥満症の薬物治療―脳・腸ペプチドの応用　中里 雅光
68. Inhibition of food intake in obese subjects by peptide YY3-36. Rachel L Batterham, Mark A Cohen, Sandra M Ellis, Carel W Le Roux, Dominic J Withers, Gary S Frost, Mohammad A Ghatei, Stephen R Bloom.
69. プライミング効果と意識的処理・無意識的処理　川口 潤
70. 短時間仮眠が午後の運動パフォーマンスに及ぼす効果　山本 哲朗，林 光緒
71. 短時間の昼寝が日中の眠気に与える影響―大学 1 年生を対象とした調査―　宮崎 伸一
72. Exploring the nap paradox: are mid-day sleep bouts a friend or foe? Janna Mantua , Rebecca M C Spencer.
73. 脳疲労と脳血流量の関係性〜閉眼安静・ガム・アロマセラピーの比較〜　今泉 敦美，小川 亞子，鄭 飛，田熊 公陽，阪元 甲子郎，松崎 航平，丸田 健介，矢野 佑菜
74. Do You Suffer From Decision Fatigue? by John Tierney, New York Times Magazine, August 17, 2011.
75. 咀嚼回数と食事にかける時間が摂食量および食後の満腹感と空腹感に及ぼす影響（How masticating frequency and meal time affect food intake and the feeling of fullness and hunger after meals）松元 圭太郎，野田 観世，下橋 樺奈，佐々木 優
76. おいしさのシグナルと肥満（ダイエット）の科学 6. 肥満症防止と治療における咀嚼の臨床的意義　坂田 利家

邦彦，川田 雄三，坂牧 僚，高村 昌昭，横山 純二，寺井 崇二（新潟大学大学院消化器内科学）
42. 腸疾患における腸内細菌のかかわり　安藤 朗，藤本 剛英，高橋 憲一郎
43. 学級の社会的目標の提示が心理的リアクタンスと目標の共有に及ぼす影響　大谷和大（北海道大学），山村 麻予（大阪大学）
44. 農林水産省 HP（https://www.maff.go.jp/j/heya/kodomo_sodan/0405/05.html）
45. 国立研究開発法人医薬基盤・健康・栄養研究所 HP
46. 日本におけるギャンブル依存症患者に関する一考察—依存症患者の脳機序に着目して—　横浜国立大学大学院環境情報学府博士課程後期 福井 弘教
47. Cinnamon extract enhances glucose uptake in 3T3-L1 adipocytes and C2C12 myocytes by inducing LKB1-AMP-activated protein kinase signaling. Yan Shen, Natsumi Honma, Katsuya Kobayashi, Liu Nan Jia, Takashi Hosono, Kazutoshi Shindo, Toyohiko Ariga, Taiichiro Seki.
48. PGRN は高脂肪食によるインスリン抵抗性と肥満をインターロイキン 6 を介し誘導するアディポカインである　松原 稔哉，西村 紀，清野 進
49. Effects of Mindfulness-Based Stress Reduction on employees' mental health: A systematic review. Math Janssen, Yvonne Heerkens, Wietske Kuijer, Beatrice van der Heijden, Josephine Engels.
50. Metabolomic response to coffee consumption: application to a three-stage clinical trial. M C Cornelis, I Erlund, G A Michelotti, C Herder, J A Westerhuis, J Tuomilehto.
51. 日常生活の中におけるカフェイン摂取：作用機序と安全性評価（Caffeine Intake in the Daily Life : Mechanism of Action and Safety Assessment）栗原 久
52. 香りが脳機能に与える効果（特別講演 3）（第 17 回生命情報科学シンポジウム）古賀 良彦
53. ハチミツの科学　越後 多嘉志
54. International table of glycemic index and glycemic load values: 2002. Kaye Foster-Powell, Susanna HA Holt, Janette C Brand-Miller.
55. 糖尿病に対するハチミツの影響：糖尿病マウスを通して　白井 悠佑，佐々木 大樹，田中 美子，松本 耕三
56. 糖代謝における睡眠の重要性（The impact of sleep on glucose metabolism）後藤 伸子
57. 食欲調整ホルモン（レプチン、グレリン）と睡眠時間・睡眠の質との関係　三輪孝士，高橋 一平，西村 美八，岩間 孝暢，工藤 久，甲斐 知彦，飯塚 浩史，糟谷昌志，浜野 学，中路 重之
58. Spiegel K, Tasali E, Penev P, Van Cauter E. Brief Communication: Sleep Curtailment in Healthy Young Men Is Associated with Decreased Leptin Levels, Elevated Ghrelin Levels, and Increased Hunger and Appetite. Ann lntern Med　2004；141：846-850.
59. Spiegel K, Leproult R, L'hermite-Balériaux M, Copinschi G, Penev PD, Van Cauter E. Leptin levels are dependent on sleep duration: relationships with

20. 望まない思考の抑制と代替思考の効果　木村 晴
21. Inadequate sleep as a risk factor for obesity: analyses of the NHANES I. Sleep. 2005；28(10)：1289-1296.
22. 生活習慣とBMIの関連について―健診受診者6,826人の集計より―　久保田 修，落合 巧，小川 祐子，横山 明子，長尾 住代，松下 重子，高橋 芳子，今坂 純奈，木部 美帆子，野中 佳子，村松 富子，佐藤 五夫
23. 日本食品標準成分表2020年版（八訂）
24. 発芽玄米が健常者の血糖値に与える影響に関する研究　鈴木 祥子，山田 紀子，森奥 登志江，加藤 昌彦，谷山 元，早川 富博
25. 食品の組み合わせが健常な大学生の食後血糖値に及ぼす影響　久野（永田）一 恵，原口 美和（佐賀短期大学）
26. 卵の食後血糖上昇抑制効果―卵の形態および食べる順序の検討―　末田 香里，平田 麗菜，伊藤 萌子，八合 加奈，島崎 春菜，酒井 映子，鈴木 千晶
27. 糖尿病患者における食品の摂取順序による食後血糖上昇抑制効果　今井 佐恵子，松田 美久子，藤本 さおり，宮谷 秀一，長谷川 剛二，福井 道明，森上 眞弓，小笹 寧子，梶山 静夫
28. 食餌脂肪の分子種と体脂肪蓄積に関する研究（平成15年度日本栄養・食糧学会奨励賞受賞）竹内 弘幸
29. 目ばかり・手ばかりによる食品重量推測に関する研究　広瀬 朱理，乾 陽子，木下 麻衣，石川 拓次，久保 さつき，福永 峰子
30. 日本人の食事摂取基準（2020年版）
31. 食事の摂取順序による血糖値への影響　古賀 克彦
32. 糖尿病の分類と診断基準に関する委員会報告（国際標準化対応版）清野 裕，南條 輝志男，田嶼 尚子，門脇 孝，柏木 厚典，荒木 栄一，伊藤 千賀子，稲垣 暢也，岩本 安彦，春日 雅人，花房 俊昭，羽田 勝計，植木 浩二郎
33. 科学的根拠に基づく糖尿病診療ガイドライン 改訂第2版
34. Caloric restriction reduces age-related and all-cause mortality in rhesus monkeys. Ricki J. Colman, T. Mark Beasley, Joseph W. Kemnitz, Sterling C. Johnson, Richard Weindruch, Rozalyn M. Anderson.
35. 3歳児の睡眠時間がその後の肥満に与える影響の縦断的検討　高橋 彩紗，鈴木 孝太，佐藤 美理，山縣 然太朗
36. 幼児肥満ガイド　日本小児医療保健協議会，栄養委員会，小児肥満小委員会
37. 肥満症と睡眠障害　大井 元晴，陳 和夫
38. アルコールの睡眠への影響　早稲田大学名誉教授 すなおクリニック院長 スリープ・メンタルヘルス総合ケア 内田 直
39. Weight loss is greater with consumption of large morning meals and fat-free mass is preserved with large evening meals in women on a controlled weight reduction regimen. N L Keim , M D Van Loan, W F Horn, T F Barbieri, P L Mayclin.
40. 水とヒト―生理的立場から―　田中 正敏（福島県立医科大学医学部衛生学講座）
41. 当院における小腸内細菌異常増殖（SIBO）の診断・治療の現状と問題点　横山

[参考文献]

1. M. Nakao, K. Anan, H. Araki, and S. Hino. Distinct roles of NAD+-Sirt1 and FAD -LSD1 pathways in metabolic response and tissue development. Trends Endocrinol. Metab.
2. 日本人のゲノムワイド関連解析による BMI に関連する 112 の新たな感受性領域の同定　秋山雅人，鎌谷洋一郎
3. Continuous Glucose Profiles in Healthy Subjects under Everyday Life Conditions and after Different Meals. Guido Freckmann, Sven Hagenlocher, Annette Baumstark, Nina Jendrike, Ralph C. Gillen, Katja Rössner, and Cornelia Haug.
4. Blaming the Brain for Obesity: Integration of Hedonic and Homeostatic Mechanisms. Hans-Rudolf Berthoud, Heike Münzberg, Christopher D Morrison.
5. コカコーラサイト（https://www.cocacola.co.jp/brands/coca-cola_/cocacola）
6. 超低糖質食評価研究から見えてきた食事指導の問題点　大櫛 陽一，春木 康男，宗田 哲男，銅冶 英雄，糖質ゼロ食研究会，山内 忠行
7. Biology's response to dieting : the impetus for weight regain. Paul S. MacLean, Audrey Bergouignan, Marc-Andre Cornier, and Matthew R. Jackman.
8. 血圧日内変動　苅尾 七臣
9. Role of set-point theory in regulation of body weight. R B Harris.
10. Changes in Energy Expenditure with Weight Gain and Weight Loss in Humans. Manfred J. Müller, Janna Enderle, and Anja Bosy-Westphal.
11. 神経性やせ症の栄養療法　鈴木（堀田）眞理
12. Keys A, et al（1950）『The Biology of Human Starvation.』University of Minnesota Press
13. Impact of weight regain on metabolic disease risk: a review of human trials. Cynthia M Kroeger , Kristin K Hoddy , Krista A Varady.
14. エネルギー消費量・摂取量の個人内・個人間変動から迫るエネルギーバランスの規定要因　安藤 貴史
15. 肥満に影響する遺伝マーカーを解明―日本人 17 万人の解析により肥満に関わる病気や細胞を同定―　理化学研究所，日本医療研究開発機構，東北大学東北メディカル・メガバンク機構，岩手医科大学いわて東北メディカル・メガバンク機構
16. ライフスタイルと小児肥満　落合 裕隆，白澤 貴子，島田 直樹，大津 忠弘，星野 祐美，小風 暁（昭和大学医学部衛生学公衆衛生学講座 公衆衛生学部門）
17. 月経前症候群の症状を有する女性に対する呼吸法のリラクセーション効果（Effects of breathing method on relaxation for women with premenstrual syndrome）大平 肇子，町浦 美智子，斎藤 真［他］，村本 淳子
18. うつ病と栄養　武田 英二，奥村 仙示，山本 浩範，竹谷 豊
19. 食生活の近代化と伝統的身体観・健康観の変容：トンガ健康減量大会の事例研究　井上 昭洋

著者略歴

富永康太（とみなが・こうた）

食欲コントロールダイエット協会代表理事。

西日本リハビリテーション学院卒業後、理学療法士として、広島市内のクリニック、熊本の医療法人フォーチュンなかがわ整形などに勤務。生理学や解剖学など医学的知見を用いて、延べ3万人の患者の治療に携わる。

その中で、対症療法的でなく「体に元々備わっている機能を正常に戻す」理学療法士の根本的治療の知見が、体重コントロールにも通ずることを実感し、ダイエットについて学び始める。2016年5月に体質改善サロンとして「Leaf」開業。

2019年「一般社団法人　食欲コントロールダイエット協会」設立。

現在はサロンだけでなく、電話相談やオンラインダイエットなども行っている。

オンラインサロンでは、ダイエットによって過食や拒食といった摂食障害に陥ってしまった人から、何十年もダイエットを失敗し続けている人など年間200人を超える人を指導。

情報発信としてSNSでも積極的にダイエットに関する情報を日々発信しており、インスタグラムのフォロワーは5.5万人、YouTube「食欲コントロールダイエット講座」はチャンネル登録者数 7.3万人、Twitterフォロワー数3.4万人。


101の科学的根拠《かがくてきこんきょ》と92%の成功率《せいこうりつ》からわかった

満腹《まんぷく》食《た》べても太《ふと》らない体《からだ》

2021年11月12日　初版第1刷発行
2021年12月28日　初版第3刷発行

著　者　富永康太

発行者　小川 淳

発行所　SBクリエイティブ株式会社
〒106-0032　東京都港区六本木2-4-5
電話：03-5549-1201（営業部）

装　丁　二ノ宮 匡（ニクスインク）

本文デザイン・DTP　株式会社RUHIA

編集担当　水早 將

印刷・製本　中央精版印刷株式会社

本書をお読みになったご意見・ご感想を
下記URL、またはQRコードよりお寄せください。

https://isbn2.sbcr.jp/12306/

ISBN978-4-8156-1230-6